教養としての「病」

佐藤
Sato Masaru

片岡浩史
Kataoka Hiroshi

インターナショナル新書 124

目次

第二章 「生き方の基礎」を見つけた場所

の医学／多様化時代のＡＢＭ／佐藤優さんの主治医として／「反省するとすれば」／患者の数だけ失敗は増える／「だからこそ」／病気の芽は二十代からすでにある／希望の光／青くさ人間関係モデル「１＋１＝４」／二項対立がもたらす質量低下の世界／唯一、絶対なるものとは／人の命を脅かす「大病」とともに

第四章　新自由主義は医療に何をもたらすのか

医局制度とは何か／医療全体の力が落ちている／昔の正論を語ると、パワハラになりかねない／心の二割は「社会」に向けるべき／エマニュエル・トッドの仮説／親の教育は公教育よりも強い／腎臓内科医が提示する三つの選択肢／本当の自己決定とは何なのか／医師と患者がフラットになりすぎている／ネット時代ならではの「無駄な作業」／ドクター・ショッピングする患者たち／クレーマーへの対処法／ポケットマネーを使って仕事をしてはいけない／誰一人として想像さえしていなかった「事件」／都市部のクリニックで起きている問題／寡占は怖い／海外で移植手術を受ける人たち／新自由主義的な規制緩和では、国は強くならない

図版資料　『腎代替療法選択ガイド２０２０』（日本腎臓学会ほか）
写真提供　株式会社ＫＡＤＯＫＡＷＡ
　　　　　医療法人社団興明会　つくば腎クリニック
図版作成　大森裕二

はじめに——病《やまい》と私

佐藤優

三つの公的な危機

私にとって昨年(二〇二二年)は危機と試練の年だった。しかも危機と試練が公的領域と私的領域の双方で到来した。自分から危機を招いたというよりも危機のほうからやってきたというのが率直な感覚だ。病気は私的危機なのであるが、このことと私の公的活動も密接に関連している。

まず公的危機から話を始めたい。

私は一九八五年に外務省に入省し、ロシア語の研修を命じられてから、ロシア専門家としての道を歩み始め今日に至っている。二〇〇二年に吹き荒れた鈴木宗男《すずきむねお》事件の嵐に私が巻き込まれて、同年五月一四日に東京地方検察庁特別捜査部に逮捕され、東京拘置所の独房に五一二日間勾留《こうりゅう》された原因もロシアを相手にする北方領土交渉と関連している。最高裁判所まで争ったが敗れ、二年六ヵ月の懲役刑(執行猶予四年)が確定したのが、二〇〇九年六月三〇日だった。執行猶予期間中は海外旅行に制限があり、大学で教えることが禁じられていたので不自由だった。

裁判が継続している二〇〇五年三月に新潮社から私はデビュー作『国家の罠《わな》——外務省のラスプーチンと呼ばれて』(現在は新潮文庫)を上梓《じょうし》し、作家として第二の人生を歩むことになった。作家になってからもロシア問題は私にとって重要なテーマだ。

読者もご存じのように、昨年二月二四日にロシアがウクライナに侵攻した。

この戦争について、私は日本の論壇の主流派と異なる立場をとっている。この戦争についての分析は、『プーチンの野望』(潮新書)、『よみがえる戦略的思考』(朝日新書)などで詳しく展開したので、ここでは繰り返さない。

当初、ウクライナのドネツク州とルハンスク州に居住する、ロシア語を常用し、正教を信じ、ロシア文化の文脈で生活する人々の処遇をめぐるロシアとウクライナの係争が争点だった。

しかし、戦争が始まって一ヵ月も経たないうちに戦争の性格がロシアvs.西側連合(その中に日本も含まれる)の価値観戦争になってしまった。

西側連合からすれば、民主主義vs.独裁の戦いで、ロシアからすれば真実のキリスト教(正教)vs.悪魔崇拝(サタニズム)の戦いだ。このような価値観戦争は、一方が他方を殲滅《せんめつ》しない限り終わらない。ロシアのウクライナ侵略は現行の国際法秩序を破壊する行為だ。他方、このような状況をもたらしたウクライナ民族至上主義も政治的病理だ。

今必要とされるのは、停戦でこれ以上、人が殺されないようにすることだと私は考える。

また、ウクライナ戦争の激化は、核兵器の使用を伴う第三次世界大戦に発展しかねない。だから私は日本の論壇では極めて不人気な即時停戦を戦争が勃発した直後から主張している。

マインドコントロール規制はなぜ危険か

もう一つ公的な危機がある。それは去年七月八日に安倍晋三元首相が銃撃され死亡した事件のあとで起きた宗教バッシングだ。

事件の容疑者が、安倍氏を襲撃した動機が世界平和統一家庭連合（旧統一教会）に母親が高額献金を行ない、家族関係が壊れたことであると供述しているとの報道がなされたために、旧統一教会に対する激しいバッシングが始まり、今日に至っている。

旧統一教会の違法行為や違法ではなくとも社会通念から著しく逸脱する行為については、厳しく批判されるべきだ。旧統一教会のメンバーや組織も、具体的な行為に基づいて、応分の責任を取らなくてはならない。しかし、旧統一教会の信仰内容を侮蔑、揶揄するような政治家や評論家の発言、マスメディアの論調に、私は強い危機感を覚えている。

人間の内心や信仰に公権力や社会が圧力をかけてくるような状況は、日本で少数派であるプロテスタントのキリスト教を信じる私にとって十分に深刻な脅威だ。日本社会から寛容性が失われようとしている。だから私は法律でマインドコントロール規制をすることに反対している。

キリスト教の場合、カトリック、プロテスタント、正教のいずれにおいても、生殖行為を経ずに生まれたイエスという男が救い主で、十字架にかけられて刑死し、死んで（仮死ではなく本当に死んだ）葬られたあと、三日目に復活したと信じている。自然科学的にこのようなことはありえない。ある意味、キリスト教徒は全員がマインドコントロールされた人々ということになる。信仰内容や教義には、いかなる理由があっても公権力（司法、立法、行政）は介入すべきでないと私は考えている。このような主張も現下の日本論壇では少数派だ。

私が臆せずにこのような主張を続けていることと、私が大病を患っていることの間《あいだ》には、おそらく関係がある。人生の持ち時間が限られているので、論壇においても自らの使命を果たさなくてはならないという思いが強くなっているからだ。それでは私の病気について話したい。

人生の残り時間

昨年は一月に人工透析の導入、三月に前立腺《ぜんりつせん》を全摘《ぜんてき》出《しゅつ》する癌手術、八月に冠動脈狭窄《きょうさく》に対するステント（金属の網《あみ》製の管）施術と私は「病気のデパート」のような状態に陥《おちい》ってしまった。

私は、自分の病状については、メディアを通じて読者に伝えるようにしている。原稿を書いたときの私の心象風景を読者に伝えたいのでそのまま転載することにする。

二〇二一年一一月末に前立腺癌の確定診断がなされた。この機会に沖縄の地方紙「琉球新報」の連載コラム「ウチナー評論」に慢性腎臓病（ＣＫＤ）が悪化していることと併《あわ》せて前立腺癌について書いた。

一一月三〇日、筆者は東京の某大学病院で前立腺がんと診断された。前立腺生検《せいけん》の結果なので確定診断だ。悪性は中程度で、これから骨とリンパへの転移の有無について精密検査を受ける。筆者は末期腎不全で、妻がドナーとなる腎移植を検討していた。腎移植の条件として、移植される側に心疾患がないこと、がんがないことが条件となるので精密検査を受けた。心臓は移植に耐えられる状態だが、がんが見つかった。がんが転移している場合には移植を断念して、血液透析の準備を始めなくてはならない。

筆者の年齢で血液透析に移行すると統計上、余命は八年強程度だ。もっとも筆者の周辺で一五年以上も透析を続けている人もいれば、二〜三年で他界した人もいる。筆者も自分の人生の残り時間を真剣に考えなくてはならなくなった。また、血液透析を導入すれば、最低でも週三回、四時間の透析をしなくてはならず、仕事のペースもかなり落とさなくてはならない。

筆者は鈴木宗男事件に連座して二〇〇二年五月一四日に東京地検特捜部に逮捕され、東京拘置所の独房で五一二日間を過ごした。

そこで筆者に起きたもっとも重要な出来事は、今まで潜在的だった沖縄人としてのアイデンティティーが顕在化したことだ。きっかけは独房で外間守善《ほかましゅぜん》先生が校注された岩波文庫版の『おもろさうし』（上下二巻）を読んだことだ。

「おもろ」とは琉球言語圏に伝わる古歌謡のことを言う。久米島《くめじま》のおもろで神々が西銘《にしめ》（母の出身地である）の新垣《あらかき》の杜《もり》に降臨したという件を読んで、自分は久米島にルーツを持つ沖縄人なのだという自己意識が強まった。

独房で、母から聞いた沖縄戦の話、久米島での日本軍による住民虐殺の話、伯父

（上江洲久《かみえすひさし》初代沖縄県人会兵庫県本部会長、元兵庫県議会議員）から聞いた沖縄差別の体験、本土復帰闘争などの話が思い出された。

大学受験では琉球大学法文学部と同志社大学神学部に合格した。筆者の内面では、琉球・沖縄史の勉強をしたいという思いとキリスト教神学を勉強したいという気持ちがせめぎ合っていた。

母親と沖縄の親戚一同から「優を琉球大学に送ったら過激な学生運動に関係し、内ゲバに巻き込まれるので絶対にやめろ」と説得された。それで同志社に進み、新左翼系の学生運動のシンパにもなったが、キリスト教への関心が強まり、洗礼を受け、大学と大学院で研究していた社会主義国での神学の勉強を深めるために外交官になった。予想に反して外交官、特に情報の仕事は筆者の適性に合っていた。沖縄への関心は心の底に閉じ込められることになった。ソ連やロシアで筆者は少数民族の政治家と深く付き合った。この人たちと会うたびに、筆者の沖縄人性が刺激された。

筆者は沖縄人は民族形成の途上にあると考えている。

現在は沖縄の自己決定権を強化する段階で、沖縄人か日本人かという問題は顕在化していないが、いずれ顕在化する。ただし、筆者が生きている間に沖縄民族が確立することはまだないであろう。ならば過渡期の沖縄人として、筆者はこれから残された持ち時間（少なければ二〜三年）で何をしなくてはならないか絞り込まなくてはならない。（二〇二一年一二月四日「琉球新報」に加筆）

「琉球新報」は、私が癌であることを発表したことにニュース性があると判断し、別途、ストレート・ニュースとして報道した。この記事がヤフーニュースに転載され、十数件の取材依頼と、一〇〇件以上の照会やお見舞いがあった。

私にとっては、慢性腎臓病が悪化し、近く透析に移行することのほうが前立腺癌よりも深刻な問題だったが、世間の受け止めは異なった。癌に対する世論の関心が高いのに対して、腎臓病への関心がほとんどないということも衝撃的だった。

なぜ持病について書こうと考えたか

この経験が、腎臓病に関する本を書こうという動機になった。

一方、ヤフーニュースを読んだ片岡浩史《かたおかひろし》先生からは「透析導入になっても持ち時間が二〜三年ということはないので、思い詰めないほうがいい」と言われた。

病気について新聞に書くと反響が大きくなるので、今後は雑誌に書くことにした。私は二〇近くの雑誌に連載を持っているが、個人的な事柄を書きやすいのは『月刊Ｈａｎａｄａ』だ。この連載「猫はなんでも知っている」では、私が飼っている猫たちが私の周辺で起きていることや政治問題について議論するという体裁をとっている。

僕の名はシマ、茶トラの雄猫（ただし去勢済み）だ。年齢は推定一八歳で人間だと八八歳相当だが、まだまだ元気だ。わが家には僕を含め雄猫（いずれも去勢済み）が五匹いる。いずれも元野良猫、元地域猫（地域の有志が避妊／去勢し、餌やり、掃除などの面倒を見てもらって一代限りの生を全《まっと》うする猫）、元捨て猫の過去があったので、正確な生年月日が分からず、年齢は推定になる。チビ（サバトラ模様）は一六歳の元野良猫だ。シヨウはアメリカンショートヘアの血が入った奇怪な渦巻模様をした一七歳の元地域猫だ。タマは白茶ブチで九歳の元捨て猫だ。ミケはキジトラの長毛で五歳、元捨て猫だ。

わが家では一大事が起きた。飼い主が都内の某大学病院に緊急入院した。『月刊Ｈａｎａｄａ』ですでに飼い主が末期腎不全と前立腺がんの闘病生活をしていることについて伝えた。

年末から腎不全が急速に悪化したので、一月五日に大学病院でさまざまな検査を受けたところ、クレアチニン一〇・一四、eGFR（推算糸球体《しきゅうたい》濾過《ろか》量）が四・七（正常な腎臓と比較して、四・七％しか機能していないという意味）、BNP（脳性ナトリウム利尿ペプチド）四〇六・八で不整脈も出ている。自覚症状として嘔吐感と倦怠《けんたい》感（疲れて東京駅のホームに座り込んでしまった）などがある。

また、ミオクローヌスという小さなけいれんがよく起きる。いずれも尿毒症反応とのことだった。主治医より「このままだと心不全、呼吸不全など致死性のリスクが出てくるので緊急入院を強く勧める」と言われた。

六日、今後の仕事の段取りを最低限整理し、七日、午前九時から三五分間、ラジオ（文化放送の「くにまるジャパン極《きわみ》」のリモート放送）に出たあと、入院した。

飼い主に万一のことがあったら、僕たちの生活は奥さんが面倒を見てくれると思うが、淋しくなる。いつもは飼い主が四階の寝室で寝たあと、人間の社会に対する関心が高い僕とシヨウとタマの三匹で三階の書斎に集まってさまざまな議論をする。今回は緊急事態なので、チビとミケも加えることになった。

タマ「飼い主の様子はどうなっているのでしょうか。心配です」
シマ「飼い主とはコミュニケーションが取れているのか」
タマ「奥さんがときどきFaceTimeで話をしています。その様子から判断すると、すでに血液透析が始まっているということです。それから肺炎を併発しているらしいです」
チビ「肺炎だって？　コロナじゃないのか」
タマ「よく分かりません」
タマが涙目になった。するとミケが「飼い主の夢の中に入って聞いてきたらいいじゃないですか」と言った。
シマ「夢の中に入るだって？　ミケにはそれができるのか」
ミケ「できます」
猫同士はテレパシーで言葉を交わさずにコミュニケーションを取ることができる。ただし、極《ごく》一部の猫（一万匹に一匹くらいであろうか）は、人間ともテレパシーで交流することができる。ただし、近現代人（古代人、中世人は違った）は、テレパシーを信じない。だから人間の夢の中に現われるのだ。

首（頸部）のカテーテル

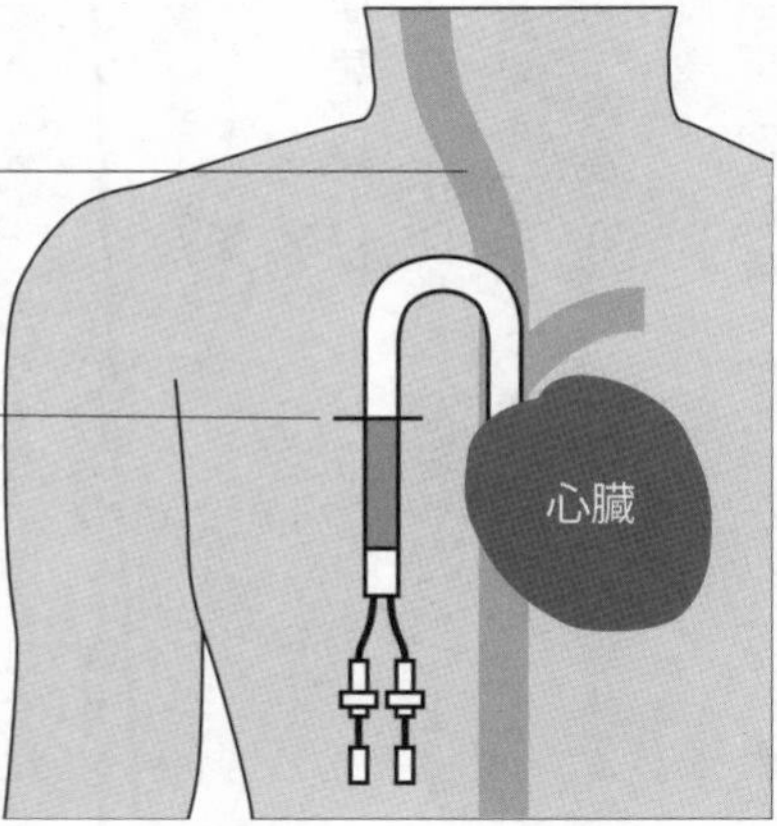

首に付けたカテーテル

ショウ「『月刊Ｈａｎａｄａ』の読者も飼い主の症状に関心を持っている。ミケ、頼む」

ミケは長毛種だ。念力を入れているようで全身の毛が逆立った。大きな毛玉のようになった。そこでミケは眼を閉じた。

ミケ「パパ、パパ、聞こえますか」

飼い主「誰だ」

ミケ「ミケです。パパのことが心配になって夢に入ってきました」

飼い主「これは夢なのか」

ミケ「そうです。『月刊Ｈａｎａｄａ』に掲載するための議論をしていますが、そこでパパの病状についても紹介したいと思います」
飼い主「分かった。シマ、ショウ、チビ、タマは元気にしているか」
ミケ「みんな元気です」
飼い主「七日の午後に首（頸部）に穴を開けてカテーテルを通す手術をした。麻酔をかけたが結構痛かった。カテーテルが心臓のそばまで繋がっている様子をレントゲン写真で見た。何とも言えず奇妙な感じだ」
ミケ「首から管が飛び出してロボット人間のようになっているのでしょうか」
飼い主「そうだ」

不均衡《ふきんこう》症候群とは

ミケ「血液透析は始まったのでしょうか」
飼い主「病室での出張透析だった。八日午前一一時から午後三時までの四時間だった。CT検査で肺炎が判明し、隔離措置が取られているのでどうなるのかと思ったが、無事終了した」
ミケ「隔離措置を取ったのはコロナの疑いがあるからですか」

飼い主「この大学病院はとても慎重で、肺炎を五段階に分け、僕は悪いほうから数えて二番目のカテゴリーなので、病室外に出ることを一切禁止されている。最初の三日間はPCR検査を受け、いずれも陰性だった。病室に入る医師や看護師もその都度にビニール製の使い捨てのコートを羽織り、帽子を被る。病室内には蓋付きの大きなゴミ箱があり、そこに服や帽子を捨てていく。PCRで三日間続けて陰性でも、その後、一週間、病室内に隔離されるとのことだ」

ミケ「透析後の体調はどうですか」

飼い主「不均衡症候群が出ているようで、だるい。ミオクローヌスも起きている。このまま仕事ができなくなるのではないかと不安になる」

ミケはテレパシーで飼い主と話をしながらiPad《アイパッド》を操作して、「不均衡症候群」について調べた。

〈体が透析にまだ慣れていない、透析導入期によくみられます。症状は、透析中から透析終了後一二時間以内に起こる腹痛・吐き気・嘔吐などです。透析を行なうことで体内の血液中の老廃物が急激に除去されてきれいになりますが、脳の中の老廃物は除去されにくく、体と脳との間に濃度差が生じます。そのため、脳の中の老廃物を薄めようとして脳は水をどんどん吸収するため、脳がむくみ、脳の内圧が高くなることで惹き起こされる症状です。体が透析に慣れていけば徐々に起こりにくくなります。予防には、水分や塩分、たんぱく質の制限を守ることで緩《ゆる》やかな透析を行なう、透析時間を長くするなどです〉（全腎協HP）

ミケ「気を落とさずに頑張って下さい」

飼い主「分かった。何かあったらまた夢の中に訪ねて来てほしい。そのときまでに水槽のアカオビシマハゼとホンヤドカリが元気にしているか調べておいてほしい。それからカザフスタン情勢についても注目しておくように」

ミケ「分かりました」（「月刊Hanada」二〇二二年三月号）

前立腺手術を経て書いた礼状

幸いなことに不均衡症候群は一ヵ月ほどで治まった。透析後はだるいが、それ以外はほぼ以前と同じペースで仕事ができるようになった。むしろ全身麻酔をかけて行なう前立腺

人工透析の概念図

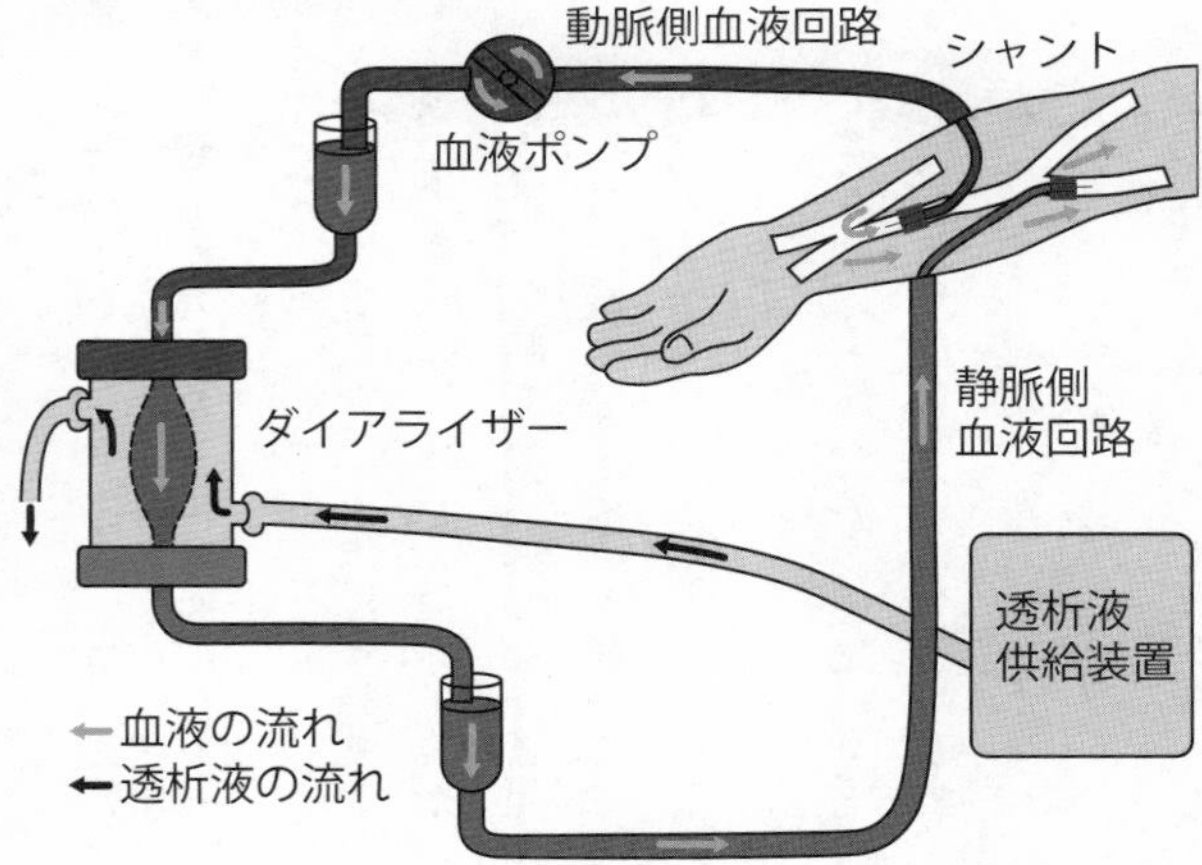

癌の手術が不安になってきた。この手術についても「月刊Ｈａｎａｄａ」に詳しく書いた。

　僕たちの飼い主は、佐藤優という名で現在は作家だ。三月十日に前立腺がんを全摘する手術を受けた。前立腺と一緒に精嚢と神経も摘出したので、勃起と射精ができなくなったらしい。「月刊Ｈａｎａｄａ」の読者のみなさんから、お見舞い、激励の手紙、メール、電話などを多数いただきました。飼い主から「どうもありがとうございます。みなさんの応援で手術を無事切り抜けることができました」とのメッセージを託《ことづ》かっています。僕たち五匹からも読者のみなさまにお礼申し上げます。
手術の様子については、飼い主が病院長に宛てて書いた手紙の一部を紹介する。これで様子がだいたい分かる。

突然、書状を差し上げる失礼をお許しください。私は、作家の佐藤優と申します。現在、貴院に入院しています。そこで感動的な出来事があったので、是非、病院長にお礼の気持ちを表明したいと思ってこの手紙を書いています。（中略）
私は、飯塚淳平先生の執刀で、去る十日に前立腺癌（全摘）の手術を受けました。飯塚先生からは、手術前に丁寧な説明がありました。手術後も、翌日の朝早く、説明に来てくださいました。本一二日も土曜日であるにもかかわらず、病室を訪ねてくださり、手術の様子について説明してくださりました。飯塚先生のチームの医師、看護師さんたちもとても熱心です。チームとして、連絡がよくとれていて、一人一人がとても親切です。
今回、もっとも感動したのはICU（集中治療室）で私を担当してくださった三人の看護師さん（島田泉さん、森下雄香さん、飯田沙羅さん）です。私が大きな手術を受けたのは初めてです。手術室には午前八時四〇分頃に入りましたが、麻酔をかけられた瞬間に意識を失い、「佐藤さん、佐藤さん、終わりましたよ」を声をかけられたときに時計を見ると針が午後一時一三分を指していました。「移動しますよ」と声をかけられてストレッチャーに移りました。意識は朦朧《もうろう》としているのですが、下腹部に激痛が走りました。その後は天井しかみえず、不安な気持ちのまま、自動ドアを抜けて、病室のようなところに入りました。

島田泉さんが「よく頑張りましたね。心配なことがあったら何でも言ってね」と声をかけてくださり、鎮痛ポンプの使い方を教えてくれました。これで痛みへの不安がだいぶ軽減されました。それから、私が見えるところに時計を移動してくれました。時間の経過が分かることも安心材料になりました。また、三時間くらい経ったところで、クッションを移動して身体の向きを変えてくれました。身体が思うように動かない患者にとっては、とてもありがたい配慮です。結局、痛みと不安で一睡もできなかったのですが、時計を見ながら、記憶を整理し、構想をまとめることができたので、有意義な一晩になりました。

看護師さんたちに見た将来への希望

夜勤の担当は、森下雄香さんでした。集中治療室での夜勤がハードワークであることを目の当たりにしました。患者心理として、痛みや不安は、夜間に強まります。それに森下さんは丁寧に対応していました。私も午後九時と午前四時半に痛みが耐えられなくなり、痛み止めの点滴をしてもらいました。私が「たいして大きくない傷なのに、情けないです」と言うと森下さんから「そんなことはないですよ。筋肉を切った痛みは本当に大変ですよ。先生から追加的な痛み止めについての指示を受けているので、遠慮しないで痛いと言ってください」との応答がありました。

一一日の八時過ぎに、担当が飯田沙羅さんに変わりました。私が汗をだいぶかいて、背中や腕に痒《かゆ》みが出ているのを見て、飯田さんは温かいタオルで全身を拭き、局部はお湯で洗ってくれました。これで生き返る思いがしました。また手術着からパジャマに着替えるのも、身体が思うように動かず、どうなることかと思いましたが、飯田さんの指示通りにベッドの上で向きを変え、袖を通すと不可能と思えた着替えが可能になりました。職人芸だと思いました。中央病棟から迎えの看護師さんが来て、ベッドから車椅子に移るときも、腰や足の動かし方を飯田さんが指導してくださり、うまくいきました。集中治療室を出るときに飯田さんから「うめき声が気になって眠れなかったんじゃないですか。ICUでのうめき声がトラウマになると言う人もときどきいます」と言うので「私は全然気になりませんでした。それよりも三人の看護師さんに本当によくしてもらい感謝します」と答えました。

コロナ禍で医療現場は過重な負担を負わされています。その中で若い看護師さんが職業的良心に従い、誇りを持って働いている姿を目の当たりにして、日本の未来は心配ないと思いました。（中略）

この病院の特徴は、横の連携がよくとれていることです。私が前立腺癌を早期発見できたのは、腎臓内科の片岡浩史先生のおかげです。片岡先生にはもう十年以上、看てもらっています。片岡先生は、京都大学法学部を卒業したあと、JR西日本に三年ほど勤めたあと、鹿児島大学医学部に入り直したという経験を持つ人で、政治や社会に関する私の著作を読んで下さっているので、私が何をしたいのかをよく理解してくださった上で診療方針を立ててくださいます。

また私は作家活動のかたわら大学の教壇にも立っています。同志社大学生命医科学部でサイエンスコミュニケーター養成副専攻という文科系と理科系の相互横断をする講義も担当しています。もっとも私は同志社大学神学部と大学院での授業が本業で、生命医科学部では、研究不正と錬金術、進化論の誤使用について、悪魔の歴史など一見、自然科学に関係しないように見えるが深いところで人間の思考として繋がるところがあるというようなテーマについて講義をしています。

片岡先生からは医学部教育についていろいろ教えていただいています。腎機能が低下し、いずれ透析になる可能性が高くなった三年前に、血液透析だけでなく、奥さんがドナーになると言っているのだから、腎移植の可能性も考えたほうがよい、ただし、癌があると移植はできないので、癌の検査は丹念にしておいたほうがいいと助言するとともにさまざまな検査をセットして下さいました。二年前にPSA（前立腺特異抗原）の値が少し高く、お父さんも前立腺癌になったことがあるので、泌尿器科の専門家に診てもらうのがいいとの助言をいただき、泌尿器科を受診し、一年半経ったところでPSAが六・八になったので、前立腺生検を受けたら腺癌が見つかったという次第です。この病院に通っていなければ、前立腺癌を早期発見することはできなかったと思います。

長文の手紙でお煩《わずら》わせして、失礼いたしました。

東京女子医科大学病院長　田邉《たなべ》一成《かずなり》先生

二〇二二年三月一二日、中央病棟九〇六号室にて　佐藤優

飼い主は、三月二〇日に退院したが、まだ調子がよくない。特に尿漏れがひどく、おむつに尿パッドをあてた生活になっている。体調がよくなくても週三回、四時間ずつの透析には絶対に行かなくてはならない。透析疲れがでているようで、夜は八時くらいには寝室に行く。しかし、ベッドに入ってもよく寝られないようだ。眠いというより、体全体がだるい状態が続いているようだ。（『月刊Ｈａｎａｄａ』二〇二二年六月号）

今度は心臓ステント治療に

これであとは十月に予定されている腎移植手術に進めると思っていたが、見通しが甘かった。この経緯については以下のとおりだった。

飼い主の健康状態について報告しておくことがある。飼い主は七月二〇日に十月に予定されていた妻をドナーとする生体腎移植準備で心臓の精密検査をしたところ冠動脈狭窄が見つかった。13-NアンモニアPET心筋血流検査という精密な検査だ。PETとは、「Positron《ポジトロン》 Emission《エミッション》 Tomography《トモグラフィ》（陽電子放出断層撮影）」の略で、放射能を含む薬剤を用いる、核医学検査の一種だ。「13-Nアンモニア」と呼ばれる放射性薬剤を体内に投与し、その分析を特殊なカメラで捉えて画像化する。その結果、冠動脈狭窄の疑いが濃厚ということになった。移植医からは冠動脈狭窄の疑いがある状態で、腎移植手術は移植された腎臓が定着しなくなるリスクがあるため、心臓の治療を先行させる必要があると言われた。

八月三日から東京女子医科大学病院に入院することになった。入院当日に右足の付け根から二ミリ程度のカテーテルを心臓に入れ（局所麻酔）、検査すると、左冠動脈の左前下行枝《かこうし》に九〇％の狭窄が見つかった。左前下行枝が完全に閉塞すると心筋梗塞で死亡する可能性もあった。

飼い主は、心臓については無症状と思っていたが、最近、階段を上がったり、重い荷物を持ったりすると息切れが激しく、だるさが一日中残ることがあったそうだ。本人は透析疲れを思っていたが、狭心症だったのかもしれない。

去年一一月に13－NアンモニアPET心筋血流検査を受けたときは異常がなかった。透析を導入すると動脈硬化が進むとは聞いていたが、半年強で冠動脈が九〇％も閉塞するとは思わなかった。

東京女子医大は循環器（心臓）内科、腎臓内科、泌尿器科（腎移植も担当）にはトップクラスの医師が集まっている。循環器内科で今回の検査と手術を行なってくださった中尾《なかお》優《まさし》先生（心臓についての飼い主の一〇年に及ぶ主治医）、川本《かわもと》尚宜《たかのり》先生に深く感謝している。検査中に中尾先生から、ステント治療と心臓バイパス治療の長短を聞いて、身体への負担が少ないステント治療を選択した。

治療は数十分で終了し、透写画像を見ると血流も回復し、自覚症状でもとても楽になった。ただし、強い抗血小板剤《けっしょうばん》（血液がさらさらになる薬）を最低六カ月は飲み続けなくてはならず、その間、開腹手術はできない。腎移植手術がかなり遅れることになるようだ。飼い主は五日に退院し、現在は自宅で療養している。（「月刊Hanada」二〇二一年十月号）

体に負担をかける人工透析

私は体のことであまり弱音《よわね》は吐かないほうだが、正直に言うが、透析後にとても辛くなることがある。もっとも厳しい状態に陥ったときは、こんな様子だった。

最近、（飼い主は）透析の調子が良くないようだ。一二月三日の土曜日は特にひどかったとのことだ。午前八時四〇分から透析を始め、午後一二時四〇分に終わる予定だった。

透析終了三〇分前の一二時一〇分頃に飼い主は気持ちが悪くなってナースコールのボタンを押した。すぐに看護師と臨床工学技士（血液透析器を扱う専門家）がやってきて脈を取ったがひじょうに弱いということだった。

技士からは「ぎりぎりのタイミングで呼んでいただいてよかったです。放置しておけば意識を失う可能性がありました」と言われた。生理食塩水を五〇〇ミリリットル緊急注入し、三〇分くらいすると最高血圧が九〇台に上がった。

しかし、ベッドから降りようとして床に足をつけて座ると六〇台に下がりふらふらする。結局、三時間近く病院で休んで、その間に生理食塩水を二〇〇ミリリットル追加注入したら、少し気分がよくなって最高血圧も百近くになったので、タクシーを拾って帰った。

家に帰ると再び気分が悪くなって、四階の寝室でずっと横になってNetflixで韓国の反日ドラマ「ミスター・サンシャイン」を見ていた。こういうドラマを見れば少し血圧が上がるという計算があったようだ。

透析導入のとき、医師から一〇年生存率が六〇%、平均余命は八年と言われたが、そこまで長持ちしそうにないと飼い主は思っているようだ。もっとも飼い主はプロテスタントのキリスト教徒(宗教二世)で、徹底した神学的訓練を受けているので、死は恐くないようだ。持ち時間を考えて、仕事の優先順位を付けている。(「月刊Hanada」二〇二三年三月号)

ここまで体調が悪くなったことは、幸いその後、一度もないが、いつそうなるか分からず、爆弾を抱えたような思いで毎日を過ごしているというのが正直なところだ。

いかにして私は生活習慣病になったか

ここで透析導入に至るまでの私と病気の関係について振り返っておきたい。私は慢性腎臓病になった最大の原因は、生活習慣によるものだったと考えている。特に過食による肥満だ。

一九七九年四月に同志社大学神学部に入学したときの私の体重は六二キロだった。身長が一六七センチメートルだったので、ごく標準的な体重だ。それが大学院を出たときには八三キロに増えていた。修士論文を書く過程で机に向かって本を読み、文書を書くのと、外交官試験の勉強が重なり、ほとんど運動をしなくなったのでそうなった（もっとも小学校のときから体育は苦手科目で、運動は嫌いだ。今でも大学の単位で体育を落としそうになる夢を見ることがある）。

一九八五年に外務省に入省し、八六年から一年間、イギリスに留学しているときにだいぶ痩《や》せて体重は六五キロになった。八七年にモスクワに異動してからもこの体重を維持していたが、八八年六月にモスクワ大使館の政務班で勤務し、八九年頃からロシア人と会食をしながら情報を取るようになってから急に太り始めた。場合によっては、昼食と夕食をそれぞれ二回ずつとることもあった。

一日の摂取カロリーは五〇〇〇キロカロリーを軽く超えるので太るのも当然だ。九〇年には一〇〇キロを超えるようになった。ときに一一〇キロくらいになることもあったが、絶食をして一〇〇キロまで体重を落とした。

中学生時代からショートスリーパーで睡眠時間は三時間台だった。それがモスクワ勤務時代も日本の外務本省で働いているときも続いた。二〇〇二年五月一四日に鈴木宗男事件に連座して、東京地方検察庁特別捜査部に逮捕され、東京拘置所の独房に勾留されると夜九時から朝七時半まで床に入っていることが強制されたが、なかなか寝付けずに辛い思いをした。拘置所から保釈されるとすぐに三時間台の睡眠に戻り、それが透析を導入するまで続いた。透析導入後は、疲れやすくなり毎日六〜七時間は眠るようになった。

モスクワ時代には、年に二回くらい扁桃腺《へんとうせん》を腫《は》らし、四一〜四二度の熱を出すようなことがあったが、本格的な対症療法で済ませていた。今になって思うとこの扁桃腺炎が腎臓に悪影響を与えていたのだと思う。

健康よりも北方領土交渉を選ぶ

七年八ヵ月のモスクワ勤務を終えて、一九九五年四月から外務本省の国際情報局で勤務することになった。ロシア情報の収集や分析、北方領土交渉で、土日を含め毎日働くような状態が続いた。ロシアにも年に十数回は出張した。月の超勤時間が三〇〇時間を超えることも珍しくなかった。体重は一〇〇～一二〇キロの間で変動した。

一九九六年秋、急性扁桃炎で高熱が続き、喉に激痛が走ったので、外務省の官舎のそばにあった船橋済生《ふなばしさいせい》病院に入院した。その際に尿たんぱくがかなりでていてIgA《アイ・ジー・エー》腎症の疑いがあるということで、専門医を紹介されたが、一度診察を受けただけで、受診しなくなってしまった。当時の私には、健康よりも北方領土交渉のほうがはるかに重要だった。一九九八年五月の連休に再び扁桃腺炎で高熱が続き、喉に激痛が走った。このときに東京女子医大病院の耳鼻科に入院した。このときに東京女子医大病院との縁ができる。

それからしばらくは病院とはほとんど縁のない生活をしていた。

鈴木宗男事件の渦に巻き込まれたストレスで、二〇〇二年一月には一〇五キロだった体重が五月一四日の逮捕時には七〇キロに激減していた。二〇〇三年十月に保釈されたときは若干太り、七五キロになっていた。

丸茂《まるも》医院から女子医大へ

二〇〇四年春からは婚約者（現在の妻）と国分寺《こくぶんじ》市に住むようになった。裁判を抱えながら、二〇〇五年三月にはデビュー作『国家の罠――外務省のラスプーチンと呼ばれて』（新潮社）を上梓し、作家として第二の人生を始めた。

ときどき扁桃腺を腫らし、西国分寺駅そばの丸茂医院に通院するようになった。丸茂菊男先生は慶應義塾大学医学部の卒業で、当時八十代だったが、頭脳も明晰で手先も器用な名医だった。私と妻は二〇〇五年五月に入籍し、二〇〇九年春には新宿に引っ越した。ただし、かかりつけ医は丸茂先生のままだった。

二〇一〇年一月に丸茂先生から慢性腎臓病が進行している可能性があるので、大学病院で診てもらうといいと言われた。丸茂先生が書いた同年一月二一日付の診断書から一部を引用する。

傷病名：①高血圧症、②高脂血症、③高尿酸血症、④肥満、⑤糖尿病、⑥ネフローゼの疑い、⑦尿崩症《にょうほうしょう》の疑い

紹介目的　平成一六（二〇〇四）年五月より上記①～⑤を治療中でしたが、二一

（二〇〇九）年夏より下肢浮腫《かしふしゅ》、尿蛋白《にょうたんぱく》強くなり、二四時間蓄尿《ちくにょう》検査にて⑥⑦が疑われますので御高診宜《よろ》しくお願いします。

症状経過及び検査結果　平成一六（二〇〇四）年五月、上気道炎症状により来院、血圧一五〇／一一〇、肥満八五キロ、身長一六七センチメートル、血液検査により②③判明

こうして私は東京女子医大病院腎臓内科にお世話になるようになった。片岡浩史先生は腎臓内科三代目の主治医だ。

片岡先生との関係については、対談でも触れるので重複を避けるが、医学的見地からだけでなく、私の人生設計を考えて、最適のアドバイスをしてくださった。

当事者意識を持つ

それでも作家としての仕事が忙しくなるにつれて会食が増え、体重が増加していった。二〇一〇年時点では八三キロだった体重が二〇二〇年には一二四キロになってしまった。

肥満患者の特徴は、過食の事実を否認することだ。この年の一一月、片岡先生から急速に腎臓が崩れているので、減量とたんぱく質制限、塩分制限をしないと数ヵ月以内に透析になると警告された。

同時に片岡先生は、病院の栄養士の石井有理《ゆり》先生を紹介してくださった。

ここでようやく私も当事者意識を持つようになり、石井先生の指導を受けながら食餌《しょくじ》療法と運動療法を併用し、約一年で七九キロまで体重を落とすことに成功した。一時、一〇キロ近くリバウンドしたが、再び減量に取り組んで、この二ヵ月で三キロほど体重を落とすことができた。当面は七〇キロを目標にして減量に取り組んでいる。

検査結果からだけで判断するならば、半年から一年前に透析導入になってもおかしくなかった。片岡先生は私の全身状態と意思を総合的に判断し、透析導入のタイミングをできる限り後ろ倒しにしてくれた。その結果、三年分くらいの仕事を一年で処理することができた。

私はキリスト教徒（プロテスタント）なので生命は神から預かったものと考えている。神がこの世で私が果たす使命が済んだと思うときに、私の命を天に召《め》す。この世界に命がある限り、私にはやるべきことがあると考え、仕事と生活に全力を尽くすようにしている。

現時点で腎移植まで進むことができるかどうかは、分からない。腎移植が成功すれば、そこで長らえた命を自分のためだけでなく、家族と社会のために最大限に使いたいと思う。そこまで進めないのならば、透析という条件下で、できる限りのことをしたいと思っている。

（二〇二三年二月五日脱稿）

第一章　医師と患者の「共同体」をどう作るか

なぜ、私は「余命宣告」をするのか

佐藤優　今回本書のテーマに掲げたのは「教養としての〝病〟」ということです。「病気の知識は教養なのか？」という疑問を持つ人もいるかもしれませんが、圧倒的大多数の人たちは病気によって亡くなるのですから、誰もが病気について広く知っておかなければいけません。病気の最終的なゴールである死についても、目を背《そむ》けずよく考えておく必要があります。いずれの場合も、人生の早い時期から始めておくことが望ましいでしょう。

ところが、現実にはそういう人たちは決して多くありません。そこに一石を投じたい——ということが今回の企画のスタートポイントでした。

片岡浩史　どんな病気であれ、ある一瞬に突然発生するものではありません。自覚症状が現われるのはある一瞬かもしれませんが、その萌芽はそれよりずっと前にあるわけです。たとえば腎臓病の場合、五十歳の人が自覚症状を訴えたとき、その原因は二十代から始まった生活習慣だった、というケースはよくあります。

若くて元気なうちは、みんな病気のことなんて意識しませんよね。しかし、若くて元気なうちにこそ病気を防ぐことを日常的に意識しなければいけない、というのが私の考えです。そのためには、病気の先にある死についても意識する必要があります。今回の対談で

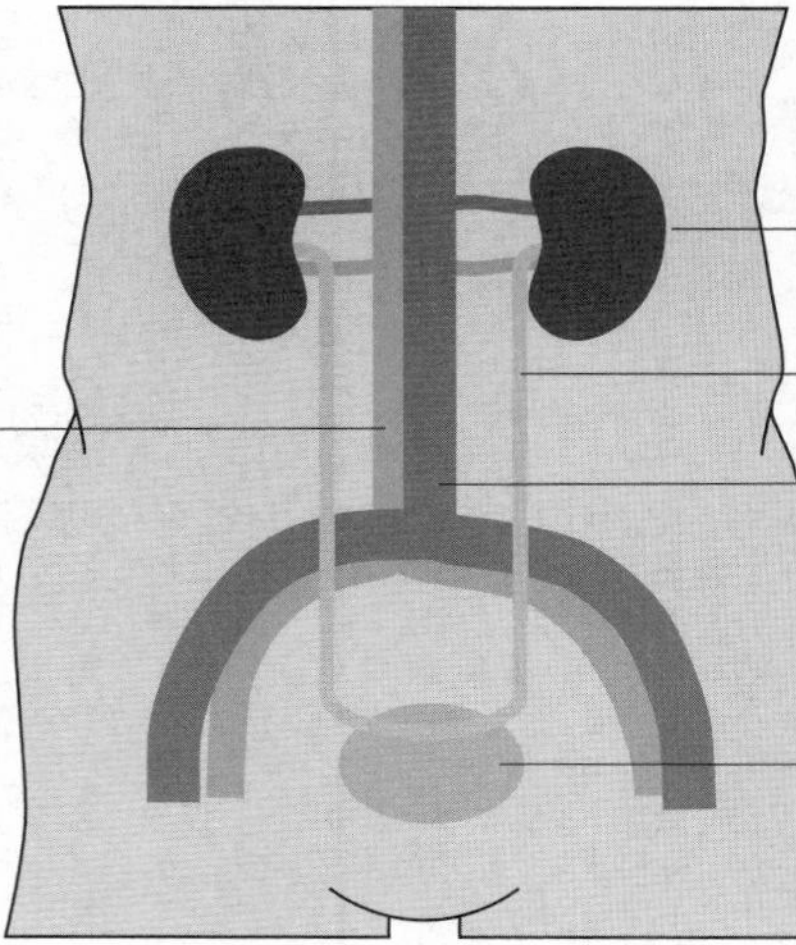

はそこを読者のみなさんにお伝えできれば、と思っています。

佐藤　片岡先生は初診の患者に対して「余命宣告」をされていますよね。

片岡　はい。詳しくは別稿（175ページ）に書きましたが、腎臓病は無症状のまま長い年月をかけて進行していく病気で、患者さんがその恐ろしさを自覚しにくいという特徴があります。「患者さんが自覚した時はもう手遅れ」、となることが多いため、私は意識的に、比較的早い段階で「その患者さんの予想される余命」についてお話をするようにしています。特に、二十代から四十代で肥満がある人は悪化するリスクが相当に高いので、厳しく言うんです。「このままだとあと何年しか生きられません。今の生活習慣は絶対に改めなければいけません」と。

私は今日まで、手遅れの状況になってはじめて事の重大さに気づいて、辛く悲しい思いをする患者さんをたくさん見てきました。そうはなってほしくないから強く言うわけです。

たとえ肥満の腎臓病患者であっても、若いうちから減塩や減量にしっかり取り組めば、健康長寿を実現することもできるということが重要です。

佐藤　慢性腎臓病はゆっくりと進行していきます。自覚症状も基本的にはない。ですから、軽症の患者は危機感を持ちにくいですよね。

片岡　そうなんです。無症状ということでは同じでも、「あなたは癌です」と言われたときは誰もが強い危機感を持つのでしょうが、腎臓病は必ずしも重く受け止められません。

しかし、症状が進行して人工透析に移行すれば、実は男女ともに平均余命がおよそ半分になってしまいます。たとえば五十歳から人工透析を始めた男性の平均余命は一四・六年です。四捨五入して、六十五歳までしか生きられないわけです。これに対して、一般男性の平均余命は三〇・五年。つまり、約八十一歳まで生きられる。その意味では、腎臓病は癌に匹敵するような恐ろしい病気だと言えます。

佐藤　腎臓病は「悪化」という一方向にしか進んでいきません。完治する、ということがないわけです。ようするに、一生ずっと病気と付き合い、一生ずっと病気について考え続けなければいけない。これは多くの癌や糖尿病も同じです。今は若くて健康な人であっても、国民的な病気については教養としてあらかじめ知っておくべきなんです。

片岡　まったく同感です。ですから、私は今回、佐藤さんがご自身の病気についての本を出版することになったのは、とてもありがたいことだと思っています。佐藤さんが世に発信することによって、腎臓病をはじめとするさまざまな病気について新たな知見を得る人が、何万人という単位で増えることを期待しています。

最初の一歩は、医師の側からであるべき

片岡　今しがた佐藤さんがおっしゃったとおり、腎臓病になった人は一生病気と付き合っていかなければいけません。これはつまり、主治医と患者さんは何十年にもわたって付き合っていく、ということでもあります。このことについて私が一番重視しているのは「患者さんと良い人間関係を築《きず》く」ということです。そのためにはまず、一人一人の患者さんについてよく知っておかなければいけません。ですから、診察時の対話はとても大切にしています。

佐藤　病院に来ている一人一人の患者は、カルテの番号、診察券の番号で個体識別をされています。言ってみれば、社会的属性を剝《は》ぎ取られている状態であるわけです。

患者の服装を見ても、男性も女性も診察を受けやすいように普段着で来ている人がほとんどです。病院ではスーツ姿の男性をあまり見かけませんし、スーツを着ているからといって、その人が会社員なのかどうかも分かりません。まして役員クラスの人なのかどうか、なんてことはまったく分からない。

それから、病院側からすれば患者はみんな同格です。お金持ちの患者を特別扱いするわけでもないし、生活保護を受けている患者だからといって粗末に扱うわけでもありません。

片岡　もちろんそうです。医者は患者さんの社会的地位などではなくて、一人一人の体、病状に合った治療をしていきます。

佐藤　それから、診察室に入った患者は普通、自己紹介なんてしません。そんなことよりも、自分の病状を医師に訴えて、理解してもらうのが先ですから。そうすると、医師の側もその患者さんが何者なのか分からない、ということがおそらく普通にあるのでしょうね。

片岡　そうですね。しかし、そこは大問題だと私は思っています。

佐藤　患者側も何となく、病気以外の話をするのは控えるという心構えになっています。

しかし、本来ならば医師と患者は共同体を作って、一緒に病気を治していく形にならないといけません。人間と人間の関係なのですから、患者の側からも自分は何者で、どういう仕事をしていて、何を大事にしているのか、ということを積極的に伝えていく必要があると思います。

片岡　いや、ただしそこは患者さんから言うのはむずかしいと思います。

そもそも、医者は急に何が起きてもおかしくない状況で仕事をしています。病気は災害のようにやってきます。そのため、医者は仕事の時間配分を自分のペースでコントロールすることができません。体調不良の患者さんを抱えているときや、外来でも同じ時間に多くの患者さんを診察しているときなど、ときとして眼の前の患者さんのお話をゆっくり聞いてご希望にお応《こた》えすることができないことがあります。

そして、すべての患者さんの状況を把握できるのは立場的に医者しかいないので、やはりまずは医者側から最初に聞き出すようにしなければなりません。とはいえ、なかなか医者の側からの「最初の一歩」を踏み出せていない現実はあるようです。

佐藤　他方、大学病院の医師たちは患者にオプション（選択肢）を細かく、細かく説明します。紙に書いて残して、なおかつ読み上げる。重要事項を読み上げるというのは、不動産屋の契約とよく似ていますよね。今はコンプライアンスがうるさくなっていて、多くの医師たちはそこのところで過剰に反応しています。

それから、患者はあらゆるプロセスにおいて書類にサインをしないといけません。医者との信頼関係を築いている患者なら、「読み上げなくてもいいですよ」とか「この場でサインしますよ」と言うケースもあるのでしょうが、それでもやっぱり「この書類は家に持ち帰って、よく読んで、次回診察のときにサインをください」とか「サインした書類は次回診察のときに事務に出してください」ということになります。その場でサインさせるのは良くない、という了解が医学界全体にあるのでしょうね。「患者さんに考える時間を与えなさい」と。

片岡　手術のリスクを延々と話すよりは、お互いの話を聞くことに時間を使ったほうが本当はいいんですけどね。

一五分話せば、お互いかなり深く知れる

佐藤　片岡先生が普段担当している患者は、延べで何人ぐらいになりますか。

片岡　だいたい七〇〇人ぐらいです。私は女子医大の他によその病院にも行っていますの

で、常時診ているのはそれぐらいですね。

佐藤　それはすごい数ですね。午前・午後診療のとき、患者は何人ぐらい入っているんですか。

片岡　九時から五時までで三、四〇人です。たとえば四〇人の患者さんを入れていたとして、診察が八時間だとすると、一時間に五人です。そうすると一人の患者さんに一二分しか取れません。忙しいときは一人あたり一〇分取るのも結構むずかしいです。

佐藤　患者が診察室に入ってくる前に、カルテや検査結果を見ないといけませんからね。

片岡　そうです。感覚としてはやっぱり一〇分ではきついなと思います。一五分ぐらいあれば、みなさんをしっかり診られる感じはあります。その場合は一時間に四人。それだとたぶん病院は儲からないんですけど。

佐藤　私は、長いときで三〇分ぐらい先生とお話しすることがありました。これはおそらく他の患者さんも同じで、当然のことながら患者一人一人が待つ時間は長くなりますが、三〇分という時間は日露首脳会談や日米首脳会談といった「会談」の単位の一つです。ようするに、首脳同士が三〇分話せば「会談」ということになる。

ただし、首脳会談には通訳が入ります。だから実質一五分なんですよ。一五分話せば、外交の世界では会談です。これは裏返せば、一五分あればお互いをかなり深く知れるということですから、場合によっては診察の中で三〇分も話すというのは、患者からすれば本当にきめ細かい対応です。

片岡先生は患者のプライベートな情報、「この人はこういう人」ということは、みんな把握されていますよね。

片岡　どこに住んでいて、通院に何分かかるとか、実はそういうことがわりと大事で、遠くから通院している患者さんは、やはり通院の間隔を空けてあげなければいけません。そういう形で、いろいろと考えつつやっています。

ＪＲ西日本から医師に

佐藤　私は物を書いていますから、自分が書いた本の中から先生に関心を持ってもらえそうなものを選んで、診察のときに献本しています。本を読んでいただくのに時間がかかってしまって申し訳ないんですが、読んでもらえれば私が今、何を考えているか分かります。

私自身も、人と仕事をするときは相手が書いているものは必ず読みます。読めば、どういう人なのか分かりますからね。

それから、片岡先生との雑談の中でひじょうに興味深かったのは、いわゆる「お医者さん」然としていなくて、いろんなテーマについて話ができたという点です。

それはもちろん――これは後ほどゆっくりお聞きしたいのですが――片岡先生が医師になる前にJR西日本で働いた経験、つまり民間企業で働いた経験があるからで、そこのところで先生は他の医師とは物の見方が違います。社会や人間に対する関心も高い。そうすると共通の話題はたくさんあります。

片岡　政治のお話をいろいろ聞かせていただきました。

佐藤　出会って最初の頃はそうでしたね。

片岡　私からは素人の意見を述べていました。ただ、今になってみると「ちょっと雑談が多すぎたかな。もっと佐藤さんを厳しく指導すべきだったかな」という反省もあります。

佐藤　そういえば、小保方晴子《おぼかたはるこ》さんの事件（STAP細胞問題）が起きたとき、彼女は女子医大と少し関係があったということもあって、先生はすごく怒っていましたね。

片岡　彼女がいた早稲田大学と女子医大は協力関係にありましたから。

佐藤　小保方事件に関して、私は大学でも講義をしたし、事件の数年後に横浜で開催された日本分子生物学会に呼ばれて講演をしたこともあるんですが、ああいうことが起きてしまうのは、やはりきちんとした指導の体制と教育の体制が整備されていない、ということです。若い頃から論文をきちんとチェックするとか、どういうふうに研究するのかということを、しっかり学ばないといけない。あの事件には構造的要因があって、あの事件だけが特異な事例ではない。これはもっと日本全体で、医学界の全体で深刻に捉えないといけない。そういう話をしました。

片岡　そのとおりだと思います。

佐藤　小保方晴子さんというのは、いわば錬金術師なんです。錬金術というのは卑金属を貴金属に変える、というものです。もちろんそんなことは現実には起こり得ませんが、錬金術師にはラボのメンバーの深層心理を支配する力があります。ラボのメンバーたちに「卑金属が貴金属に変わった」と信じ込ませる力がある。

　ですから、理化学研究所の人たちも学生時代に錬金術のカラクリに触れていれば、ハタと何かのときに気づきのチャンスがあったのではないか。だから文理融合は大切なんですと、そんな話もしました。理研で死者が出てしまった事態に関して、あまりにも世の中が真剣に捉えていないということを、二人でいろいろ議論しましたね。

片岡　私もそれはよく覚えています。

小保方さんは、科学/サイエンスの研究をしている者からみると「違和感満載」の人でした。STAP細胞の第一報で、その「割烹着姿《かっぽうぎ》」と「黄色とピンクのパステルカラーの壁紙の研究室」を見たとき、「ん?????」「ありえん!!!」と、とんでもなく強い衝撃を受けたことを今でも忘れることができません。彼女からは、学者・研究者からにじみでる「奉公特性」の匂いがまったく感じ取れなかったのです。

私の小保方さんに対するプロファイリングは終始一貫して「胡散臭《うさんくさ》い人」です。このプロファイリングはこれまで一度も変更されたことがありません。STAP細胞事件は、ひとつの「フェイク」によって、日本のサイエンス界の信用が失われただけでなく、最終的には指導教官の死にまで帰着するという、とても悲しい事件で、個人的には日本の「失われた三〇年」にも影響を与えている事件と考えています。

「患者様」という言い方は良くない

佐藤 私が片岡先生とひじょうにうまくいったのは、「共同体」をしっかり作れたからだと思います。医療行為とはつまり、患者と医者の共同体を作ることです。だから最近よく使われる「患者様」という言い方は、共同体作りを阻害する言葉だと思います。

かと言って、患者と医師が対等かと言うと、それも違います。医師は高度専門職ですから、その立場から言わなければいけないことがあるわけです。「そんな変なキノコの煎じ汁を飲んでいたらダメです。それでは絶対に治りません」とかね。

片岡　そう言い切れるかどうかが医師に問われていますね。

佐藤　私が片岡先生の診察を受けるのは、間隔が短いときで二週間に一度、長いときは二ヵ月に一度です。これは私の病状次第で、たとえば腎臓の働きが悪くなっていて、尿たんぱくがたくさん出ているときは二週間に一度。「今は安定していますね」という状態なら二ヵ月に一度。そこはひじょうにきめ細かくて、ルーティンではないわけです。様子を見ながら頻度を変えていく、ということをこの一〇年間続けてきました。

片岡　佐藤さんはすごくお忙しいのに、外来で長時間待たされたということをまったく主張しないし、忙しい素振りもまったくしていなくて、それがすごいなといつも思っています。

佐藤　いえいえ。

片岡　こんなにお忙しい方を二時間、三時間もお待たせしてしまった、と思うことが山ほどあります。それなのに、いつも平気な顔で来られる。それが佐藤さんのすばらしいところだといつも思っています。「どれだけ待たせるんだ！」というお叱りを、患者さんからいただくことはよくありますからね。

佐藤　その意味では、事務の人たちはかわいそうですよ。女子医大で診察を受けるときはだいたい二時間くらい待つんですが、そうするとすごい剣幕《けんまく》で怒鳴っている高齢者がいたりします。「なんで席を外している間に俺のランプがつくんだ！」なんて言ってね。

片岡　それはよくある事例ですね。

佐藤　患者を王様扱いにするのはやはりダメです。

病院で長時間待たされるのは、むしろいいことだ

佐藤　大学病院が批判されるときによく持ち出されるのは、「何時間も待たされるのに診察は三分で終わってしまう」という話です。

しかし、私はそもそも待たされるのは全然悪いことではないと思っています。むしろいいことだと思っている。これはやっぱりソ連時代の経験があるからです。

どういうことかと言うと、ソ連時代にはモノの価格は公定価格で、極端な話、モスクワでもレニングラードでもウラジオストクでも同じでした。しかし、商品の数は一定です。

その場合、需給調整はどうやって解決するかと言うと「時間」なんです。時間とは言い換えれば、行列のことです。

片岡　ソ連時代はどんなものもみんな行列して買っていましたね。その印象は私にも残っています。

佐藤　どんな場合に行列ができるかと言うと、その店にたくさんの入荷があると分かっているときです。何時間並んでも、確実に手に入るとなれば人は行列します。でも、入荷がなければ、あるいは少ししか入荷しないとなれば、そこに並ぶ人はいません。

片岡　面白いですね。商品を得るために時間を消費しないといけないわけですね。

佐藤　どんなに並ばされても手に入るのだったら、誰も文句は言いません。しかし、これは旧ソ連だけの話ではありません。日本の医療の基本は、保険診療、つまり公定価格ですから、この場合も需給調整は時間で行なわれます。

たとえば外科手術において、その治療費はどんな病院でも基本は一緒です。サービスの対価は決まっている。でも、同じサービスと言っても熟練の外科医もいれば、新人で、あまり経験値の高くない外科医もいます。命に関わるような手術であれば、誰でも熟練した、評判のいい外科医に切ってもらいたいというのが人情です。そうすると医療の良し悪しは行列（＝時間）という形で調整されるんです。

つまり、長く待たせるお医者さんは、いいお医者さんなんです。逆に、あまり待たずに診察や手術を受けられる病院は人気がない。つまり、客（患者）の信用が低い。ソ連時代の経験があるから、私にはそれが皮膚感覚でよく分かるんです。待つということは全然悪いことではない。

片岡　しかし、私としては患者さんをいつも長時間お待たせしていて、そこは本当に申し訳ないんです。

佐藤　もちろん保険診療ではなく、自由診療、混合診療にすれば社会的に忙しい人、時間を節約するためにはお金をいくら出してもいいという人に対応できるでしょう。しかし、「行列による調整」でいいのだと私は思っています。

『白い巨塔』がもたらした三つの社会的影響

佐藤　近年は医療の世界にも新自由主義が入ってきていますが、健康や命に関わる分野で競争原理を入れることに私は慎重です。価格による調整をすれば、待ち時間の問題は部分的には解決できるでしょう。しかし、それで本当にいいのかという話ですね。

片岡　あまり知られていませんが、日本でも「特診外来《とくしん》」と言って完全予約制で、医師を指名しての外来という仕組みを採用している病院は少なくありません。もちろんこれは自由診療になりますから、患者さんの金銭的負担は大きくなります。

佐藤　特診外来は昔からありますね。山崎豊子《やまさきとよこ》さんの小説『白い巨塔』（一九六五年）で、主人公の財前五郎《ざいぜんごろう》は食道噴門《ふんもん》癌の若き権威で、日本中から彼の診察を求めて患者が集まってくる。だから彼はもっぱら特診患者を相手にしているわけです。

ちなみに、この『白い巨塔』が医療の世界に与えた影響は大きく分けて三つありますね。一つはインフォームド・コンセントです。患者にはきちんと事実を伝えなければいけない、という問題提起をした。今では信じられないことですが、当時は患者に癌であることを伝えるなんて残酷なことだから、絶対に秘密にすべきだという考えが常識でした。

片岡　当時の医学では癌は「不治の病」扱いされていましたから、癌告知は死の宣告だと思われていたんですね。当時のドラマや映画では家族は胃癌だと知っていても、本人には「胃潰瘍《いかいよう》だよ」と伝えるシーンがたくさんあります。

佐藤　黒澤明《くろさわあきら》の傑作『生きる』の主人公（志村喬《しむらたかし》）も医者から「胃潰瘍です」と診断されるのだけれども、それを鵜《う》呑《の》みにしないで、自分は癌で、そう長くは生きられないと気付

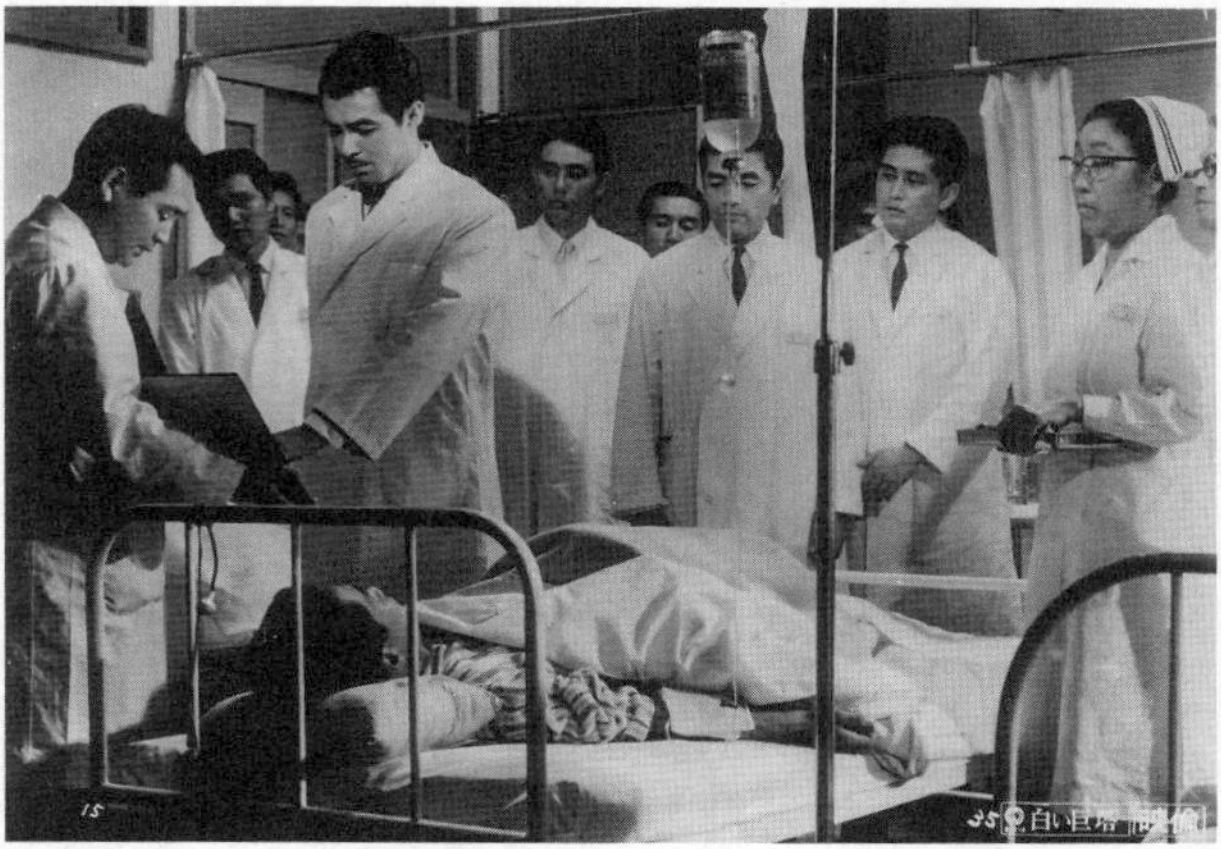

映画『白い巨塔』より

くところから話が始まります。

『白い巨塔』に話を戻せば、もう一つの影響は特診に対する批判です。「金持ちや権力者が優遇されるなんておかしいじゃないか」ということから、各病院はそれを縮小していった。と言っても、今、片岡先生がおっしゃったように特診外来そのものはまだあります。ただ、どこの病院でも一般の患者には見えにくい形になっています。

『白い巨塔』の第三の影響は、教授選考における選挙戦の廃止です。医学部の教授を決めるのに実弾（札束）が飛んだり、外部からの介入があったりするのは異常だ、という話になりました。

このように『白い巨塔』は単に小説として

の面白さだけでなく、社会的に大きなインパクトを与えたことで話題を呼んだわけです。

ところで「支払うお金によって待遇が変わる」という点では差額ベッドもそうですね。私も個室の差額ベッドに入っていますが、それは贅沢《ぜいたく》をしているわけではなくて、差額ベッドでなければ仕事ができないからです。原稿を書くということの他に、電話連絡もどんどん入ってきますからね。そうした需要はけっこう大きいし、個室の存在は外部に隠せるわけでもないので、これは社会的に許容されていると思います。

特殊なカルテ

佐藤　話はちょっと変わりますが、医師の中には「その患者が面倒くさい人物かどうか」ということをカルテに書く人もいるそうですね。

他方、私のように物を書く人間も、基本的に病院側から警戒されます。自分のかかりつけの病院についてプラスのことを書けば、それはその病院にとってもプラスとなると思いますが、それよりも危機管理の意識が先立って、「この人はうちの病院についてネガティブなことを書くのではないか」と警戒する場合もありそうですね。

片岡　そういう危機感は、佐藤さんの場合、まったくありませんでした。そもそも私は患者さん全員となるべく世間話をするようにしていて、患者さんの意見を引き出すようにしています。信頼関係の基礎を作るにはそういうところから始めるべきだ、という気持ちがつねづねあります。

佐藤　その患者が今一番心配しているのは何なのか。たとえば経済的に厳しい状況にいる患者さんなら、やはり治療費は気になるはずです。

片岡　そういうことも聞き出せたほうがいいですね。最近は高い薬もありますので、「この薬を出します」と言われたとき、金銭的に困られる患者さんも少なからずいます。そうなれば、病院に来づらくなってしまいます。今はある程度の規模の病院ならば、ソーシャルワーカーがいますので、医者でなくて、彼らに相談してもらうのも一案です。

佐藤　経済的に苦しい人の助けになる仕組みがあるのなら、それを案内してあげることもできますしね。

片岡　そうですね。経済的なことは単刀直入に聞くのではなくて、「何となく」という形です。まずは気持ちをお互い寄せ合うようにして、それから病気の話もするというのが私のスタイルではあります。

佐藤　そうすると、先生のカルテは「こういう話をした」ということが書いてある。

片岡　そうなんですよ。いっぱい書いてあります。私のカルテはちょっと独特かもしれないですね。そのときに話したことが分かるように残しているんです。

佐藤　少し書いておくとそれがインデックスになって、そこから記憶って甦ってきますからね。

片岡　はい。「あのときはこんな話をした」ということで、次回はまたそこに繋げる会話をしたりします。

佐藤　片岡先生のスタンスはやっぱり特殊ですよ。

片岡　佐藤さんといろいろ話していて気付かされたことは、私が患者さんの背景をいつも聞いていることが他の人との違いなのかな、ということです。自分が何にこだわって医療をしてきたかということを考えると、すべてそこに集約するなと改めて感じました。

佐藤　それは誰かに教わったことなんですか。

片岡　特に誰かに教わったわけではないです。しかし、人と人が共同作業をしていくときに、相手の考え方や背景なしに事を進めるというのは、私としてはまったくありえない話です。

佐藤　やっぱり人間に対する関心が強いんですよ。

片岡　生活保護の人を含めて患者さんはたくさんいますが、一人一人に合わせて医療をしていくわけです。もちろん「生活保護の人だから薬価の安い薬でいい」ということではなくて、それぞれの人たちが置かれた状況に合わせた治療を提供していきます。

しかし、食事制限の話なども含めてこちらが細かく説明しても、言われたとおりにできない人もたくさんいます。その中で医者はどうすればいいのか。それはやはりお互いよく話をすることに尽きると思って今日までやってきました。私がもし特殊なのだとすれば、多くの医者がそれをしていない、ということになります。医学教育で一番大事なのはまずそこだと、今日また再確認できました。

女子医大の「三大やさしい先生」

片岡　ここまで話してきて、一つエピソードを思い出しました。私の外来に来た糖尿病の患者さんが、あるとき「糖尿病科の看護師さんたちが『片岡先生は女子医大の三大やさしい先生の一人だ』と言っていますよ」と教えてくれたんです。

そのときは、自分が知らない看護師さんからそのような話が出たことにビックリしてしまって、「やさしいと言われているのは他に誰がいるんですか」とその患者さんに聞いたら、「消化器外科の××先生」とか具体的な名前が出てきたので、本当にそんなことを言っている人たちがいるのだなと思って、愕然《がくぜん》としたんです。私はただ腎臓内科外来のすみっこで地味に診療をやっているだけなのに、そんな医者が「やさしい」とレッテルを貼られるのはちょっとマズイのではないかと思いました。

佐藤　片岡先生としては、そういう評価になるのはおかしいと。

片岡　はい。もともと私は小学生まで腕白で怒られてばっかりの「悪ガキ」だったので、人に「やさしい」と言われるような人間ではありません。なのに、なぜ「やさしい」となるのか。

思い当たることと言えば、患者さんのお話をよく聞くことぐらいですが、もしそうだとすれば、今の世の中の「やさしさ」というのは人の話を聞くことなのでしょうか？「やさしい」という言葉の定義を厳密に考えたことはありませんが、「相手の話に耳を傾ける」ことが「やさしい」という言葉に置き換えられる時代なのかもしれないと考えたことを覚えています。

佐藤　それはすごく重要な話で、日本の医療で臨床心理士が組み込まれているのは精神科だけで、他科では組み込まれていません。でも、医師には臨床心理士的な機能も求められているんですよね。

片岡　たしかにそうです。

佐藤　臨床心理士はその道のプロなので、そこを一般診療科に繋げるのは大変でしょうが、今まで私と波長が合ったお医者さんたちにどういう能力があるかと言うと、対話と癒やしの能力です。これは臨床心理士的な力なんですね。臨床心理士の役割を医師に期待している患者は多いと思います。

片岡　そうですね。対話と癒やしの能力が現場の医者に求められている時代なのかもしれません。そのことをあらためて気付かせていただきました。

「早死《はやじ》に」の仕事

佐藤　私が女子医大の腎臓内科に通うようになったのは、今から一三年ほど前のことです。片岡先生は私にとって三人目の主治医で、もう長いお付き合いになります。片岡先生の印象は最初からすごく良かったけれども、その前の主治医だった潮平俊治《しおひらしゅんじ》先生ともひじょうに波長が合いました。潮平先生はたしか、女子医大から福島県の病院に行かれたんですよね。

片岡　いわき市の常磐《じょうばん》病院というところで長く働かれて、今は沖縄で開業されています（沖縄市、しおひら内科・腎クリニック）。ざっくばらんで感じのいい先生です。

佐藤　潮平先生はお父さんが沖縄で有名なお医者さんで、若い頃は医者になることに反発して、東京に出てきてミュージシャンになろうと思っていたそうです。しかし、あるとき「やっぱり医者をやろう」と思って、だいぶ遅れて琉球大学の医学部に入り直したと聞きました。

片岡　自由人という感じでしたね。飲み会でもいつも明るく、沖縄の踊りもなさっていた記憶があります。

佐藤　潮平先生からは「腎臓というのはだんだん線維《せんい》化して、『悪化』という一方向にしか行かないんですよ」というお話を聞きました。

片岡　真面目な話をなさっていたんですね。私たちと接するときは、いつも明るいジョークばかり言っていました。

佐藤　それぞれのお医者さんが患者とどういう会話をしているか、これは分からないですよね。

片岡　まったく分からないと言っても過言ではないです。その点は診察に立ち会っている看護師さんや事務の方、あるいは患者さんのほうが医者ごとの診察の仕方をご存じだろうと思います。

佐藤　循環器内科の先生は、今担当していただいている先生の前に中島崇智《なかじまたかとも》先生という方がいたんですけど、彼も面白い人で、「循環器の医者は早く死ぬんです」というお話をされていました。それは交感神経と副交感神経の問題で、つねに過労でギアが入りっぱなしの人生は良くない、と。

片岡　私もそう思います。「早死にする職業は電車の運転士と医者だ」という話があるのですが、その点、私は鉄道マンもしていたわけですから「自分はずっと長生きできない仕事をやっているんだな」と思ったことがあります。

佐藤　女子医大の先生方はみんな良い先生で、腎臓内科にも他科にも、私の知る限り、変な先生はいませんでした。ただ、こればかりはお医者さんやスタッフとの相性ですからね。お医者さんと波長が合わないときは、担当を変えてもらったほうがお互いにとって幸せだと思います。

「あの栄養士さんのためにがんばりたい」

佐藤　ここで少し話題を変えて、私が腎臓内科で受けてきた治療、片岡先生との二人三脚についてお話ししたいと思います。

私が治療としてまず始めたのは塩分制限でした。一日五グラム以下。それを遵守するのと同時に、たんぱく質はお肉にすると一日だいたい一五〇グラムぐらい。それを三食で極力均等に摂《と》ってください、ということを言われました。

石井有理先生という優秀な栄養士さんを片岡先生から紹介してもらったことも、すごく運が良かったと思っています。動物性たんぱく質の摂り方、植物性たんぱく質の摂り方、どのタイミングで食べるのがいいのか、魚がいいのか、肉がいいのか、石井先生にはそういった細かいご指導をしていただきました。自分が食べたものをきちんと報告して、その上でアドバイスをしてもらうわけです。

それから、体重を減らさないといけませんから、カロリー調整と運動。減量は比較的短期間でうまくいって、一時は一二〇キロ台だった体重が八〇キロ以下まで落ちました。

片岡　石井さんはすごくいい栄養士さんです。患者さんたちに聞くと、「あの栄養士さんのためにがんばりたい」と言う人が何人もいるんですよ。佐藤さんのときも指名するような形でお願いしました。石井さんは腎臓病の栄養指導に関する学会などでも発言されるようになっていて、「ああ、やっぱり立派な方だったんだな」と思っています。

佐藤　私もそう思います。

片岡　佐藤さんもきちんと努力されました。

佐藤　体重が一二〇キロ台だったとき、さすがに「これはやばい」と思って、専門書を買って読んでみたんです。そうしたらこれが面白くて、胃を切除して小さくしても、だいたい肥満で元に戻ってしまうと。BMI（体重kg÷（身長m×身長m）で算出される値）が四〇を上回っている状態になった人は、まず戻らないそうです。

そういうシビアな症例報告がたくさん出ている一方で、うまくいった例はほとんどが精神科医と組んでいるんですね。それで今度は精神科医が書いた専門書を二冊ほど読んでみたら、食べすぎてしまうことには必ず理由があると。

片岡　なるほど。

肥満症は否認の病気

佐藤　肥満症の患者は、たくさん食べていても「自分はあまり食べていません」と否認します。つまり、基本的にみんな嘘をつくわけです。「嘘をつくのをやめなさい」と言っても「食べる量を減らしなさい」と言っても、あるいは手術をして胃を小さくしても、根本的な原因は解決しないそうです。そこは何か心理的な要因があって、その原因を特定してから段階的に解決していく。そうすると稀《まれ》に成功すると、私が読んだ本には書いてありました。

片岡　稀に、ですか。

佐藤　三〇キロ、四〇キロと痩せることは、稀に成功する。否認の病気と言えばアルコール依存症がよく知られていますが、肥満症もそれと同じで、その本で読んだ限りでは一種の過食依存症のようなものだという話でした。

片岡　「稀に」と聞くと、私の外来はまずまず成功しているなと今思いました。私の肥満外来の患者さんたちは、基本的に三分の二は痩せてきます。痩せた体をずっと維持できるのが三分の一です。それでも十分な成果とは言えないとずっと思ってきましたが、余命の話が効いているのかもしれません。

佐藤　余談ですが、役所で肥満対策が一番進んでいるのは警察です。警察官は肥満になってしまうと昇進できませんから、警察病院では肥満外来に力を入れているそうです。自衛隊もやはり肥満はダメで、だから自衛隊員の食事はすごい少ないんですよ。

片岡　そうなんですか。

佐藤　部隊によっては「余計なものを食うな」という感じが結構強いそうです。それでちょっと太るとすぐ駆けさせられる。

片岡　どこまで厳しく権威主義的にやっていいのか、という問題はむずかしいですね。何が正解なんだろうかと、いつも考えています。

佐藤　正解というのは、その人間が何を考えていて何をやりたいのかということと、置かれている経済状況や家庭環境の中での総合解になります。ですから、一義的な解はないんです。

片岡　そうかもしれません。

きわめてシビアな予想

佐藤　私の場合、人工透析導入までの焦眉《しょうび》の課題はとにかく痩せることでしたが、クレアチニン（代謝のあとに生じる老廃物）がある数値のところに来るまで、あまり緊張感を持っていませんでした。ところが、あるときにクレアチニン値が一・三四ぐらいから三に近いところに急に上がって、尿から出るたんぱくの量が異常に多くなってきました。腎臓が急速に壊れていることがそこでハッキリしたわけです。

そのときに「透析を迂回《うかい》できる」とはもう思わなくなりました。片岡先生は「うまくいけば透析に入るまでまだ一五〜二〇年あります」とおっしゃっていましたが、私はそこのところはきわめてシビアに考えて、一番短くて半年で透析に入る可能性があると思いました。

それは二〇一九年のことで、透析までの半年間をどうやって一年間に延ばすか。あるいは一年半に延ばすか、ということが大きな課題になりました。

そこは率直に片岡先生に聞きましたね。

「最短だとどれぐらいになりますか」と。

すると「半年ぐらいということもありえます」という答えで、そこで私は「これは半年だな」と覚悟して、そのときにやっていた仕事の整理を考えました。なんとしても半年を一年に延ばしたいと思うのと同時に、その一年間で大学の仕事の手じまい、体調が悪くなったときに人に迷惑をかける仕事の手じまいを始めたんです。

一年間透析に入らないようにするために何をすればいいかと言うと、体重を落とすことと、あとは塩分とたんぱく質の制限をカチッと守ることです。これができたのはやはり強い危機感があったからです。そうしたら思ったよりも経過が良くて、二年三ヵ月ぐらい持ちました。この二年三ヵ月間で、私は一生の中で一番仕事をしています。

片岡　佐藤さんは私と出会った当時から、すでに信じられないような量の仕事をされていました。出ている本だけでもすごい冊数ですし、他にも新聞や雑誌、テレビやラジオ、ネットメディアの仕事もされていたわけですから、それはもう国民の誰もが信じられないような分量だったのではないかと思います。しかし、その二年三ヵ月間はさらにすごい量の仕事をなさったんですね。

佐藤　そうです。それから、私がひじょうに助かったのは人工透析に入るタイミングでした。数字で言えばクレアチニン値が八を超えると「透析を始めます」ということになりますが、そうなってから約八ヵ月、片岡先生は「全身症状をよく見ていきましょう」という形で対応してくださったので、その八ヵ月間にもすごく仕事ができました。大学でも自分の学生たちの指導をしっかり終わらせることができた。私にとってはその八ヵ月は、三年以上の意味があったと思っています。

数字だけではない、という重要ポイント

佐藤　私が透析に入ったのは二〇二二年の一月からですが、標準的なところなら、おそらくその一年前に透析に入ってもおかしくなかったのではないですか。

片岡　医者はもちろん「どこで透析を始めるか」ということを医学的にこまめに考え続けて、「ここがベストだ」と判断して始めますので、本来の透析のタイミングより遅らせたというわけではないんです。

佐藤　ただ、安全優先を第一に考えると、クレアチニン値で見て「万が一ということもありますから、早めに始めましょう」という話になりますよね。

片岡　早めに始めることに問題はないでしょうね。でも、佐藤さんの場合は体が大きいので、クレアチニン値も高めに出るケースがあります。「その患者さんの状態は数字だけでは判断できない」というのは重要なポイントで、数字が同じだからということで男性と女性が同じだと考えてはいけません。若者と老人についても、それは同じです。患者さんによってはクレアチニンの数字が四ポイント台でも透析が必要な人もいます。

佐藤　全体のパフォーマンスで考えるということですね。もしも私が他の病院で機械的な対応をされていたら、おそらくクレアチニン値が六を超えたぐらいのところで、「そろそ

シャント

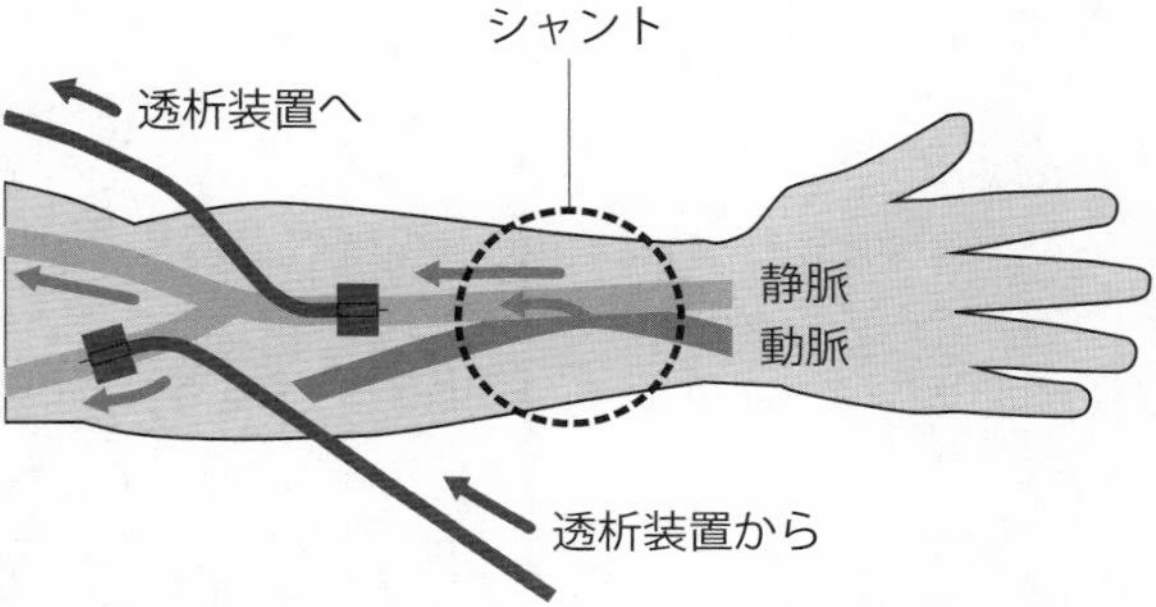

ろ準備してください」ということでシャントを作っていただでしょうね。

片岡　シャントというのは腕の動脈と静脈を繋げる手術で、血液透析をするときに十分な血液量を確保するために作るんです。ただし、これは肥満があると作りにくい。詰まることもよくありますし、作り直すこともあります。手術がいくつも必要になることが予想されるんです。

佐藤　シャントを作るとやはり生活はしにくくなりますか。

片岡　少しは不便があります。慣れるとは思うんですけどね。あとは人によっては痛みや痺れが出てくるかもしれません。

実は透析医療の医者の中では、「シャントを作るのはたいしたことではない」という考え方が一般的です。「腕の血管だけでしょ」と。さりながら、佐藤さんの場合、腎移植をする予定でした。その場合、シャントは将来要らないものになります。要らないものを作らないですむなら、それが一番です。特に佐藤さんの場合、肥満があるためにシャント手術が難航することも予想されたので、バスキュラーアクセス専門の甲斐耕太郎先生に相談して首にカテーテル（管）を入れる形での透析を選択しました。そうすれば移植後にカテーテルを抜くことができますからね。余分な手術を減らそうと考えたわけです。

佐藤　腕が太いためにシャントを作れないという状況だったら、人工血管を作るケースが多いんですか。

片岡　そういうこともあります。患者さんの血管の状態によって決まります。

佐藤　しかし、人工血管も詰まることがあります。それから、カテーテルもそうですけれども、体に異物を入れるわけですから、感染症になったときは致死的な状況に陥るリスクがある。カテーテルなら抜けばいいけれども、人工血管抜去《ばっきょ》は結構大変な手術になります。

片岡先生にはそういったことを総合的に考えていただいて、諸々の条件の中でベストな治療を選んでもらえました。これは本当に運が良かったと思っています。片岡先生に巡り会っていなければ、今のような状態ではいられなかったでしょうね。

透析治療のつらさ

佐藤　私は今、週に三回、火・木・土に四時間ずつ透析をしています。ただし、その前に着替えをしたり体重を計測したり、それから返血《へんけつ》、つまり血をもう一回体に戻すのには結構、時間がかかります。だから全体の措置を含めると、病院に入ってから出るまで約五時間かかる。

透析室にはベッドがたくさん並んでいて、横に透析器があります。それぞれの患者たちの横に透析の機械が置いてあって、みんな寝ているわけです。カーテンなどの仕切りはありませんから、野戦病院のような感じです。

片岡　そうですね。

佐藤　ただ、これは大学病院の透析室の話で、町中の透析クリニックには個室がありますし、いろいろな周辺的サービスをやっています。「ビデオ見放題」とか「飲食可」とか、あるいは送迎などですね。大学病院の場合、周辺的なサービスはありません。

私の場合、透析中の四時間は、本を読んだり、ロシアのテレビを見たり、あとはドラマを見ています。だから最近は韓流ドラマに詳しくなりました。ただ、やっぱり四時間寝ているのはきついですよ。透析クリニックだと一八〇度まで角度を調整できるリクライニング型の椅子があって、それを椅子にしたりベッドにしたりして、みんな気を紛らわせています。

透析のつらさということで言えば、まず低血圧です。私の場合は、最高血圧が六五まで下がったときはかなりきつい。もちろん仕事のパフォーマンスには大きな影響があります。ただし、一晩寝れば調子が戻るという、不思議な調子の悪くなり方なんですね。日常的に引っ張っているわけではない。

片岡　透析をした日の夜が一番きついですか。

佐藤　そうです。透析が終わって二時間後ぐらい、食事を摂ったあとがきついですね。翌日は大丈夫なんですけど。

片岡　患者さんは透析をしないと延命できないような病態ですので、やはりそれなりに強い治療にはなります。

透析は人を救命してくれるが完璧ではない

佐藤　腎臓病が悪化していくと尿が出なくなっていきます。そうすると、透析と透析の間に体に水が溜まってしまって、体重が増えます。一日で二キロ、三キロと増えてしまう。

健康な人なら一日二日で体重が二キロ、三キロと増えれば大変ですが、これは透析になるとごく普通の話です。

片岡　体内に溜まった水は透析によって外に出すわけですが、一回たった四時間の透析で二キロ、三キロも体重が減るということが、やはり患者さんにはきついんですよ。

私が患者さんに言っているのは、たとえば二〇年間透析をしたら、実年齢プラス二十歳ぐらい肉体が歳をとっていることが多い、という話です。「四十歳から透析を始めて、今は六十歳です」という人だと、肉体的には八十歳ぐらいになっているケースが多いんです。透析は人を救命して延命してくれる、ありがたい治療法なのですが完璧ではないんです。

佐藤　透析のつらさということでもう一つ言うと、日常的に低体温が継続しています。三五度五分まで下がると本当にきつい。体の動きも悪くなるし、何か体全体の血のめぐりが悪くなっている感じで、ぼんやりしてしまうこともあります。「冬眠に入る前の亀はこんな感じなのかな」と思ったりもします。簡単に言えば冷え性のような感じで、だから電気毛布を使っています。

しかし、尿毒症で死ぬことを考えれば、低体温も仕方ありません。健康の基準をどこに置くのか、ということですよ。バリバリやっていた三十代の頃の体にはもう戻れないんだということを、当たり前の現実として受け容れなければいけない。

腎臓病は最終的に「無尿」になる

片岡　週三回の透析だと、東京から外に出るときはどうしているんですか。

佐藤　週末を使っています。透析は火曜、木曜、土曜で、土曜日は午前中ですから、土曜日の午後から火曜日の午前中までは空いています。だから遠出するときには週末を使うわけです。

ただ、これは原稿にも書いた話ですが、一度透析中に調子が悪くなったことがあります。血圧が戻らなかったんです。上が六五くらいから上がらなくて、透析室に三時間、足止めになりました。今後もこういうことが起きるのなら、土曜日の午後にどこかへ行くという約束はできません。

片岡　そうですね。

佐藤　しかし、あれは一時的なものだったと期待はしていますけどね。

片岡　一般的には一時的なものです。透析では余分な水分を除去するのですが、水分を除去しすぎたときなどに血圧が下がることがあります。透析終了時の目標体重を調節するこ

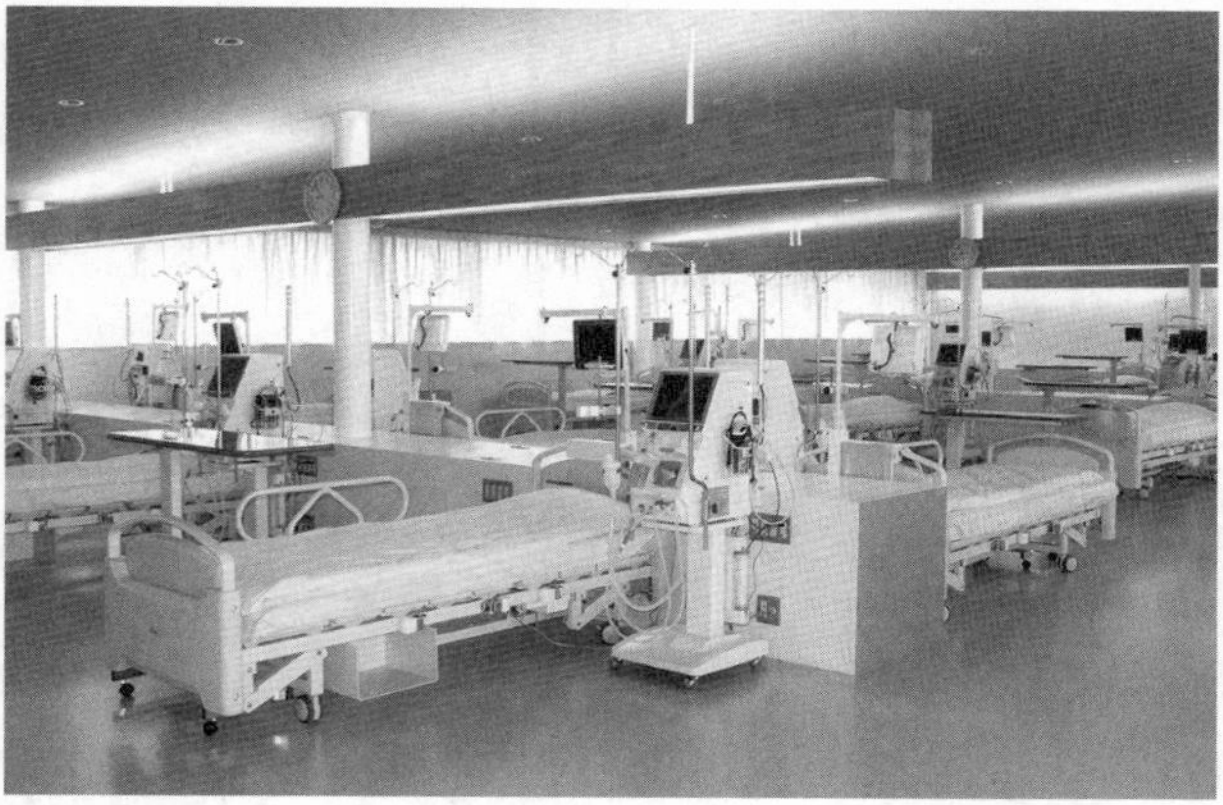

人工透析室（つくば腎クリニック）

とで透析後の低血圧は防ぐことができます。

佐藤　透析になると食べ物の基準が少し変わります。たんぱく質は一食あたり七〇グラムから八〇グラムくらいで少し多めになりますが、一方で水分摂取が厳しくなる。喉が渇いたときは、たとえば時間をかけて氷を舐《な》める——という形にするなどして、必要最低限の水分摂取をしていきます。

片岡　腎不全が進んでいくにつれて、尿が出なくなっていきます。最終的には無尿、まったくのゼロになります。汗をかく分以外は、飲んだ分だけ体内に水が溜まってしまうわけです。

佐藤　汗もだんだんかかなくなっていきますね。

片岡　血管の外側に間質《かんしつ》と呼ばれる空間（器官や臓器の間の組織。結合組織で構成される）があって、全身の間質に血管内の三倍近くも水が貯留されています。先ほど佐藤さんから血圧が下がるというお話が出ましたが、透析では血管内から水を抜きます。しかし、血管の中にある水は約三リットルしかありませんから、血管から水を抜いていくと、血管の外（間質）にある水を血管の中に引き込んで、透析で除去された分を補う必要があります。

そのときに、たとえば佐藤さんのように動脈硬化がある人は、血管にうまく水を引き込めなくなって、血圧調節がしにくくなります。その場合、透析はゆっくりと時間をかけてやるとか、体から抜く水の量が三リットルだときつい人というのであれば二リットルに減らすとか、患者さんに合わせて調節する必要があります。

大学病院の強みは横のネットワーク

片岡　私がよく患者さんに言うのは、腎臓は一日二四時間ずっと働いていて尿を作っているのに、それを二日に一回、一回たったの四時間の透析でカバーしようとすることには、どうしても限界がある——という話です。ですから、長時間透析を勧める先生方もいますね。

佐藤　やはり長時間透析だと違いますか。

片岡　違うと思います。まずは四時間を四時間半とか五時間にするだけでも違います。そのぶん時間が束縛されますが。

佐藤　そのへんは大学病院だと融通が利きませんよね。

片岡　そうですね。

佐藤　オーバーナイト透析をしている透析クリニックでは、八時間から一〇時間かけてやります。ただ、医療体制が弱いから何かあったときが怖い。

それから、病院同士の横の連絡というのはすごく悪いんです。だって、いまだに紹介状方式ですからね。データをポンと飛ばしてお互いで共有する、ということが業界慣行でできない。

その点、同じ大学病院内だとカルテや細かいデータも共有されていますし、ちょっと何かあれば電話一本で話を通してもらえます。情報共有ということからすると、一つの大学病院内で回っているのはすごくいいことです。

片岡　そこは大学病院の強みですね。一人の患者さんを担当する医者の数が増えていくと、医者同士の舵取りはむずかしくなります。しかし、そこの対応でも問題なく回っていると思います。

佐藤　そのおかげで、私は何度も命拾いをしているわけです。これも原稿に書いた話ですけれども、たとえば腎移植を中長期的な視界に入れて治療していくことになると、癌によく注意しなければなりません。

どうしてかと言うと、移植後に拒絶反応を防ぐために免疫抑制剤を飲むことになるからです。免疫抑制剤を飲んでいれば、もしも体のどこかに癌細胞があったとき、どんどん育ってしまいます。だから「念のために調べておいたほうがいい」ということで、癌が発見される一年前からＰＳＡ（前立腺特異抗原）の数値を見てもらっていました。

そうしたら、あるとき急に数値が上がり始めて「前立腺に癌があります」と言われました。癌は最終的に三ヵ所で見つかったんですが、他の病院で他科とはまったく独立した形で前立腺癌が見つかったとすれば、おそらく放射線治療を勧められたと思うんですよ。

しかし、私の場合は腎移植を前提としている上で癌が見つかったから、「前立腺は全摘出しなければいけません」と泌尿器科の先生に言われました。

「腎臓様が怒ってしまうんです」

佐藤　前立腺癌の手術では、「男性機能をどこまで残すか」ということが大きな問題になります。ようするに、勃起する機能をどこまで残すか。

まだ勃起能力がある人の場合、それを失うのは男性としての自信を失ってしまうとか、今後もどうしてもセックスがしたいとか、そういう問題があります。そこのところはすごく大変です。しかし、私が腎移植を考えていることは、もちろん泌尿器科の先生もご存じでしたから「前立腺と精巣をすべて切り取るのがいいと思います。万が一、癌が残っていたら移植手術ができなくなりますから、男性機能に関しては諦めるしかありません」と、ハッキリ言っていただきました。大学病院では、こういうところで適切かつ合理的な判断ができるわけです。

片岡　そうですね。

佐藤　これがそれぞれ別のクリニックに通っていたら、おそらく別のアドバイスになってきます。腎移植のことをよく知らない泌尿器科のお医者さんなら、「男性機能を残すことはできるでしょう」という話になるかもしれません。しかし、それで万が一癌が再発してしまったら、腎移植のタイミング自体を失することになってしまいます。

それから、腎移植手術をするためには心臓がそれに耐えられるかどうか、あらかじめ確認しておく必要もあります。それで二〇二一年十一月に心臓の精密検査をしたのですが、そのときはまったく問題がありませんでした。

その後、翌年の一月から透析を始めて、「透析を始めると動脈硬化が進むから」ということで七月にまた念のために心臓の状態、冠動脈閉塞が起きていないかどうか調べたら、九〇パーセントの閉塞があると分かりました。つまり、正常な状態に比べて血管の直径が一〇％になっていたわけです。

これは順番としては、心臓検査の前に泌尿器科の診察があって、そのとき泌尿器科の先生が「ちょっと移植がむずかしくなる可能性がある」と言うんですね。どうしてかと言うと、血管が詰まっているからだという話でした。詰まり具合にもよりますが、腎移植をしたらその瞬間に体液が大量に流れるようになります。「腎臓がそれに耐えられないと、真っ黒になります。腎臓様が怒ってしまうんです」という話でした。

女子医大のいいところ、不思議なところ

佐藤　だから泌尿器科の先生には「循環器内科の先生とよく相談してください」と言われたんですが、循環器内科の先生も「やっぱり血管がかなり詰まっている感じがします」と。ただ、どの程度の閉塞が起きているかは、そのときには分かりませんでした。心臓バイ

パス手術が必要なのか。体への負担が少ないステントですむのか。それはカテーテルを入れてみないと分からないということでした。それで一週間も経たないうちに入院して、カテーテルを入れることができました（21ページ）。これもやはり横の連携がひじょうにいいからです。

片岡　そこは本当に良かったですよね。

佐藤　人間はちょっとしたことで死んでしまいます。私はロシアでも外務省でもそういった例をたくさん見てきました。だから、女子医大に来て本当に良かったなと思っています。ただ、ちょっと不思議なのは次回診察の予約を医師が入れることです。診察時間のうちの三分の一ぐらいをそういった事務手続きに使っていますよね。

片岡　実はその作業が一番大変なのです。なので、私は患者さんを診察室に呼び入れる前にあらかじめその作業をすませるようにしています。きちんと効率化されているクリニックや病院では分業になっていると思います。

佐藤　民間のクリニックに行くと、予約はだいたい事務の人がやってくれます。大学病院はそこのところで人件費を削減しているのでしょうが、「どこにエネルギーを使っているのかな」と、少しもったいない感じもします。もっとも、医師に臨床心理士的な機能を持ってもらうためには、診察室に誰もいないことも重要です。

片岡　そこは日本では発達していませんね。

佐藤　たとえば事務の人が日程を入れるために診察室にいると、患者が話しにくくなってしまうケースもあるわけです。もしかすると、次回診療の予約をお医者さんが受け持っているのは、そうした経験値からなのかもしれませんね。

世間の印象とは違う、研究者の金銭的待遇

佐藤　先ほど言ったとおり、私と片岡先生とはもう一〇年ぐらいのお付き合いになりますが、ここでもう一つ重要なのは、大学病院に一〇年間残れているということ自体が、どれぐらい優秀なお医者さんなのか、という話なんですよ。

片岡　いや、そんなことはないですよ。ただ、大学病院に長くいることはそれなりに大変ですね。気がつけば、みなさんそれぞれの場所に異動していかれます。

佐藤　一〇年選手はあまりいないでしょう?

片岡　そうですね。寂しい限りです。

佐藤　片岡先生のように五十歳を過ぎても大学病院に残っている人は、女子医大ではどれ

くらいいます?

片岡　私の前後だと一〇〇人で二人とか一人ですね。

佐藤　その絞り込みは実はすごい話です。しかも大学病院の作りとしては、いまだに戦前の講座制のような形が残っています。教授一人に、准教授一人に、助教が数名いるという昔ながらのラインがあって、他学部は四十代から教授をどんどん出しているけれども、医学部はそうではありません。

片岡　教授にはなかなかなれないですね。

佐藤　基礎医学の研究者も、ずっと助教のまま行く人がいます。論文を何十本も書いていたって、国際的な学会にたくさん出ていたって、助教のままで行くのが標準的なコースではないですか。むしろ大学に残ること自体がものすごく熾烈《しれつ》な競争になっています。研究に重きを置いていると、そういう形で収入が犠牲になってしまうわけです。

片岡　ポスドク（博士研究員）の話も含めて、今の研究者はどこの世界も稼げません。そこは深刻な問題です。世の中のために一所懸命に研究しているのに、食べていくことができないといった人たちがたくさんいます。

佐藤　そうすると、資産を持っている人とか、あるいはパートナーがお金持ちであるとか、そういう人たち以外は研究ができない状況になりかねませんよね。

片岡　どちらかと言うと、自腹を切っても懐《ふところ》が痛くならないような人が残りやすい傾向はあります。

佐藤　かと言って若いときにたくさん稼いで研究室に戻る、というのは無理です。そこは医療の新自由主義化にも関わってくるところで、医療と新自由主義というテーマについては、また日を改めてお話ししていきたいと思います。

第二章 「生き方の基礎」を見つけた場所

異色の経歴

佐藤　片岡先生は経歴がすごくユニークな方です。

先生は京都にあるカトリック系の洛星《らくせい》中学・高校から京都大学に進まれました。と言っても、京大の医学部ではなくて、法学部に進学なさった。京大法学部を出たあとはJR西日本に幹部候補生として入社されて、三年ほど駅員や車掌をされました。それから鹿児島大学の医学部に入り直して医師になった。これはかなり異色の経歴ですね。

片岡　結果としては異色の履歴ですが、そのとき、そのときにくだした選択が、結果的にこうなったという感じです。主治医である私がどういう人間なのかを佐藤さんに知ってもらうために、自分の経歴をお話ししただけなんですが、佐藤さんは面白がってくださって。

佐藤　いや、先生はご自分で思っている以上にユニークな人ですよ。

片岡　そうでしょうか。

佐藤　回り道をしてから医師になる人は時折いますが、やはりそれは数少ない例外で、お医者さんの世界というのは基本的に閉じています。一回その世界に入ってしまうと、外との関係をあまり求めない。ですから、社会の成り立ちが分からない人は、いつまで経っても分からないままです。

片岡　たしかにそうです。実社会を知らないというのは大問題でしょうね。

佐藤　今日はまず、先生の生い立ちをお聞きしたいと思います。

片岡　生い立ちですか。恥ずかしいですね。

佐藤　読者はやっぱりそういうことが気になりますし、「どういう生い立ちなのか」ということは、信頼のベースになります。そこは学歴よりも強いんですよ。

影響を受けた人

佐藤　どんなご両親だったんですか。

片岡　父は東レに勤めていて、技術者というか化学者《ばけがくしゃ》として繊維やプラスチックの研究をしていました。その研究所が滋賀県大津市《おおつし》にあったので、私は大津市で育っています。

佐藤　生まれも滋賀ですか。

片岡　いえ、生まれはニューヨークです。父が駐在員としてアメリカに行っているときに生まれたんです。

佐藤　片岡先生は一九七〇年のお生まれです。当時は繊維の時代で、繊維産業は日本経済のトップランナーでした。ニクソン政権が出来たのはその前年の一九六九年で、七〇年当時は沖縄返還との取引で日米繊維交渉が行なわれていました。

そういう時代に東レで研究者をしていたのですから、お父さんはエリートだったわけですね。それにしても先生がニューヨーク生まれだったとは初耳でした。いつ日本に戻ってこられたんですか。

片岡　それがゼロ歳で戻ってきたんです。だからアメリカ生まれのメリットは何もなくて、今でも英語は苦手です（笑）。父について言えば、エリートコースを進んできたという感じではまったくなくて、どちらかと言うと家族から見れば、穏やかでボーッとしている人でした。会社でも上役から「君はなんでお中元を贈らないんだ」なんてことで怒られたりしていたそうです。そういうところは私と共通しているかもしれません。

佐藤　お母さんはどういう人でしたか。

片岡　母は医者の娘で、教員免許を持っていて、私が子どもの頃は聴覚に障害のある生徒さんが通う、滋賀県立聾話《ろうわ》学校の教師をしていました。たぶん私の診療スタンスに影響を与えたのは母親で、いつも人のため、人のためにという、そういう人でした。今でもそうですけど。

佐藤　母方のお爺さんがお医者さんだった。

片岡　そうです。祖父は鹿児島市内の病院で院長をしていました。母の弟、つまり私の叔父も医者です。

佐藤　そういう意味ではお医者さんの世界は身近だったわけですね。

片岡　はい。兄も医者になりました。兄は自由な感じの人で、中高時代はよく遊びつつ、浪人して鹿児島大学の医学部に行って、今は鹿児島で医者をしています。

佐藤　先生も鹿児島大学医学部を出ていますから、その意味ではお兄さんとは先輩後輩になりますね。

片岡　そうです。兄は循環器内科医なので、専門は違うんですが。

流されていくだけの道

佐藤　小学校は公立に通われていたんですか。

片岡　はい。滋賀県大津市の公立小学校を卒業して、中学・高校は越境通学で京都の洛星に通っていました。

佐藤　洛星に進んだのは、自分で「行きたい」と思ったからですか。

片岡　そこは特にハッキリした意志はありませんでした。何と言いますか、模擬試験の成績などから自分に合ったところを流されるままに選んだ感じです。もっとも子どもながらに「星」がつく校名に憧れはありました。

佐藤 中学受験のときは塾には行かれましたか。

片岡 行っていません。模試だけ受けに行っていました。中学・高校時代も塾には行かずに過ごして、浪人したときに予備校に行っていたぐらいです。

佐藤 そうすると、普段の勉強はお父さん、お母さんが見てくれたわけですか。

片岡 小学校の頃は母が見てくれました。一緒に参考書を読んだり、試験問題を解いたりしていましたね。また、洛星中学校では珍しいことに「卒論」があったんですけど、母親と文献を調べながらその「卒論」を作った記憶があります。

佐藤 どんな卒論だったんですか。

片岡 「壬申《じんしん》の乱《らん》」がテーマの論文です。あの戦いは滋賀県の大津市で起きたものですし、たまたまその古戦場跡に建てられた社宅に当時住んでいたので、興味があったんです。

その卒論は、中学生としたらそれなりの冊子でした。京大では卒論はありませんでしたから、卒論を書いたのは中学生のときだけです。

佐藤 お母さんの出身大学はどこですか。

片岡　日本女子大学です。

佐藤　お母さんが出た頃の日本女子大はとりわけむずかしかったですよ。

片岡　母が十代の頃は女性はあまり大学に行かない時代でしたし、しかも鹿児島から出ていくので、いろいろ大変だったようです。それでも外に出たくて、「大学の寮があるから」ということで東京に行ったと聞いています。

少し恥ずかしい話

佐藤　洛星での六年間はどうでしたか。強く心に残っている思い出、印象はありますか。

片岡　洛星は自由な校風で、締めつけがほとんどありませんでしたから、勉強はあまりしませんでした。それで、その頃の雰囲気として文武両道ということが強くありましたから、「僕もスポーツをしなきゃ」ということでバレーボール部に入って、そっちは一生懸命にやっていました。

もう部活ばかりの学生生活で、少し恥ずかしい話なのですが、授業中は寝ていて、部活は朝と午後に一生懸命にやっていました。

佐藤　厳しい部活だった。

片岡　超体育会系スパルタ部活でした。私がいた頃の洛星バレーボール部は、府の代表になるような強豪校だったので、近畿一帯の有力校との他流試合をするために、毎週のように大阪、兵庫、奈良に遠征していました。顧問の先生にはかなり厳しくしごかれましたが、われわれ部員も必死にくらいついていく。中学の部活で世の中の厳しさを最初に学ばせていただきました。

高校は顧問も変わって自由だったので、少しオシャレを楽しんだあと、高二ぐらいから受験勉強を始めました。残念ながら現役受験には間に合わず、一浪しました。

佐藤　洛星では六年のカリキュラムを五年でやる、ということはありましたか。

片岡　はい。五年でやっていました。でも、あまりついていけてなかった（笑）。

佐藤　文化系のクラブには入っていましたか。

片岡　入ってないです。

佐藤　基本、運動部の人なんですね。

片岡　そうなんです。だから今回、対談のお話をいただいたとき、自分には本当に教養がないのでこれは困ったことになったなと（笑）。

「かわいそうだから何とかしたい」

佐藤　一浪したとなると、京大法学部に入ったのは一九歳のときですね。

片岡　はい。一九九〇年です。

佐藤　そうするとバブルは崩壊しているけれども、まだかなり余韻《よいん》が残っていて、世の中が浮かれている感じが強かった。そういう状況の中で「大学ではこういう勉強をしたい」ということは何かありましたか。

片岡　国語や社会などの人文系科目が得意だったのと、兄が理系に進んだので私は文系がいいのではないかという雰囲気が何となく家の中にあって、私も「まあそうかな」という感じで文系の学部に進んだだけです。今思えば、たしかに世の中浮かれている感じで、私の学部選択も適当だったかもしれません。

佐藤　法学部では何を専攻していたんですか。

片岡　民法の奥田《おくだ》（昌道《まさみち》）ゼミというところに入りました。債権学という講座でしたが、私は法律の世界の話はまったく得意ではなくて、むしろ苦手でした。代わりにゼミの旅行委員の仕事を頑張りました。

佐藤　これだけは面白かったと印象に残っている講義はありますか。

片岡　そこも薄っぺらくて、あまり記憶に残っていないんですよ。もともと、記憶力が弱いのもありますが覚えているのは、借地・借家的なところに住んでいる人を追い出すとか追い出さないとか、そういうテーマの授業で「片岡君、この問題についてどう考える?」と聞かれたときに、「かわいそうだから何とかしたいです」と答えたんですよ。そういう感情の次元のことくらいしか言えなかったわけです。

奥田先生はそれ以上は聞かず、「じゃあ次」みたいな感じでした。そういう記憶しかない。これは少し言い訳になりますが、たぶん私は人が作った法律で勝ち負けを決するようなことを無意識のうちに避けていたのだと思います。

佐藤　ひとことで言うのはむずかしいかもしれませんが、京大法学部というのは特徴はどんな感じなんですか。

片岡　まったくの放置という感じです。

今ではとても考えられない話ですが、登録さえすれば、講義にまったく出ていなくても試験を受けられました。極端な話、土曜日の第二限にAという授業とBという授業を二つ同時に登録しても、両方とも試験を受けられるんです。なおかつ、どちらの授業でもまったく出欠を取らない。試験にさえ受かれば、授業に出ずに単位を取れるという世界ですね。

一年間まったく授業に出ない学生もたくさんいました。私も授業はろくに出ず、遊んでばかりでした。

佐藤　その当時、講義ノートを売っている、ということはありました？

片岡　ノートにお金を払うことはありませんでしたけど、講義中にノートが回ってきました。それで試験前はコピー屋に走って、一夜漬けのような形の勉強で単位を取っていました。

佐藤　司法試験や国家公務員試験は考えませんでしたか。

片岡　それは「僕にはとても無理だな」という感じでした。京都大学時代にきちんと勉強した人たちからすると、「そんないい加減な生き方をしていた奴が、なんで医者をやっているんだ」と思うでしょうね。

世の中は立場によって見方が変わる

佐藤　大学時代にアルバイトはしたことありますか。

片岡　家庭教師を少しやっていて、あとは三条大橋の近くの寿司バーのようなお店で半年ぐらい、夜にお皿の給仕をしたぐらいです。

佐藤　飲食店のアルバイトをすると、カウンターの内側から見える世界と、外側からお客さんで来るときの世界とは全然違うことが分かりますよね。私も喫茶店で三ヵ月ほどアルバイトをしたことがあるんですけど、「カウンターの中から見る世界と、外から見る世界ではこんなにも違うのか」と驚きました。ちょっとしたことでイライラしてしまうとか、あるいは意外と朝のモーニングサービスの時間がこんなに忙しいのか、とかね。世の中は立場によって見方が異なる、という発見があって、そういう意識はのちに仕事で役立ちました。

片岡　私としてはアルバイトは「ちょっと世の中を見るか」くらいの感じで、レジを打たせてもらえるようになることもなく、皿を洗ったり、料理を運ぶだけでした。

佐藤　サークルは何かやってましたか。

片岡　テニスです。ちょっと真面目な、早朝練習だけのサークルでした。あとはクラスの読書会に入っていました。そこで少し社会的な意識を持つことはあったかもしれないですね。

佐藤　若い頃に影響を受けた本は何かありますか。それは医学の専門書でもいいし、一般的な本でもいいんですが。

片岡　恥ずかしながら、ないんですよ。本はそんなに読まず、もう本当に佐藤さんが言うところの教養がないまま、今までずっと来ています。本書の読者のみなさんには「本はたくさん読んだほうがいいですよ」と言いたいけれども、「お前が読んでいないだろ」という話になってしまいます。

「君はダイヤの原石だ」

佐藤　先生が大学生だった時代は、就職活動はいつ頃から始まりましたか。

片岡　サークルを卒業したのが三年の秋で、就職活動はたしか三年生の終わりから四年生の初めにかけてでした。そのときに初めて「このままでいいのか」みたいな世界が始まったんです。「理系ならモノを作れるけど、自分は何も生み出せない」ということにハタと気づいたのですが、当時まだあったバブルの名残りに安易に乗せられて、「地域開発をやってみたいな」と思いました。

ただ、その頃はゼネコンの汚職事件がありました。だから「民間的な発想が入らない地域開発がしたいな」と思って、少し制限のあるＪＲでやるのがいいだろうと思って、ＪＲに入ったんです。

佐藤　一九九三年から九四年にかけて起きた一連のゼネコン汚職事件では、宮城県知事、仙台市長、それから建設大臣などが、それぞれ現職のまま逮捕されました。ゼネコン側にも多くの逮捕者が出た。ですから「ゼネコンというのは悪い奴らだ」というようなイメージが世間にあった時代でしたね。他にはどういう企業を受けたんですか。

片岡　金融は「みんなが受けているから」という感じで、当時の三和銀行などを受けました。それから大阪ガスです。

佐藤　どちらも公共性の高いところですね。

片岡　そうです。そういうところだけ受けました。そのうち「銀行はちょっと違うなあ」と思って、大阪ガスとJR西日本に絞って、最終的に「地域開発ができる」ということでJRにしました。JRは採用担当者とフィットしたところもあって、「君はダイヤの原石だ」みたいなことを言っていただきましたけど、結局それはずっと磨かれないままだったな、というのが今の実感です。

佐藤　当時はまだ、就職氷河期は始まっていませんよね。

片岡　私が就職活動をしているときには「バブルが弾けてきたから」ということで、企業の採用が減っているという話が出ていました。京大法学部なら銀行にはみんな普通に入れるけれども、だんだん行けるところが減ってきたね、と。
就職氷河期が確実に始まったのは、私の一つ下の学年からですが、私たちのときもその気配がじわじわと広がりつつあったので、公務員やJRが「安定している」ということで人気がありました。

医者になろうと思ったきっかけ

佐藤　先生は幹部候補生としてJR西日本に入社されたわけですが、JRでは幹部候補生はみんな最初は現場に送られますよね。

片岡　はい。まず駅員を一年やって、それから試験を受けて車掌になって、車掌を二年やりました。

佐藤　現場にいながら、自分がやりたい地域開発について考えることはありましたか。

片岡　入社してすぐに宅建（宅地建物取引士）の資格を取りました。しかしながら実は、入社式の訓示のときに「地域開発部門はなくなりました」と言われたんです。私は「御社に入ったら地域開発をしたいと思います」ということを面接のときに言って、「では将来は地域開発部門で活躍してください」と言われて採用されたわけです。だから「これは詐欺だ！」と思いましたね。でも、もうどうにもなりません。それが社会の厳しさを本格的に知った経験でした。

佐藤　なるほど。駅業務はどんなことが中心なんですか。

片岡　当時はまだ改札口が自動化されていなかったので、駅業務ではひたすら切符を取っていました。私が勤務していたのは岡山駅で、岡山駅は一日に一〇万人近い乗降があります。それを十数人の駅員で捌《さば》くのですから大変でした。

と言っても、当時は切符に鋏《はさみ》を入れることはもうなくなっていました。だから改札を通る人には切符に日付入りのスタンプを押して、改札を出る人からは切符を取っていました。そういうことを一日に何千回とくり返しながら「これは機械でもできる仕事をやっているな」と考えつつ、転職もまた考えつつ、という感じでしたね。そのときにはもう医者になることを考え出していました。

佐藤　一年目から。

片岡　一年目でそう思ったんです。

と言ってもそれは逃げ出すという感じではなくて、自分には医療関係が向いているのではないかと、仕事を通じて感じることがあったんです。

岡山駅は当時は十七番線まであって、お年寄りがよく迷われるんです。あるとき、ご高齢の女性の荷物を持って十七番線のホームまで案内し、その荷物をお渡しして改札口に引き返そうとしたときに、突然、澄んだ青空がどんどん広がっていくような晴れやかな気持ちになったことがあったのです。「なんて気持ちいいんだ!!」と。このとき、お年寄りのそばにいられる仕事をしたいと思ったのが医者になろうと思ったきっかけです。

だから最初、医者ではなく介護士か看護師になろうと思いました。介護士や看護師の仕事を知らないといけないと思って、本屋に行って注射マニュアルという本も買いました。今はもちろんまったく平気ですが、当時は読後「ちょっと血は苦手だな」と思った記憶があります。

その後、「医者になったら看護師の仕事もできるだろう」と考え直して、よく考えたら、兄が医者をしていることに気付きました。他人から見たら「今ごろ気付いたのか」と笑われそうですが。また祖父も医者をしていましたし、叔父も医者です。母方は医者家系なので、その親戚たちがいる鹿児島までちょっと話を聞きに行くことにしました。

佐藤　それはいつ頃ですか。

片岡　一年目の冬です。ところが、鹿児島に行ったら医者たちはみんな疲れ果てていて、兄は当時二十八〜九歳で、循環器内科医としてバリバリやっていたんですけど、本当に日夜働き詰めという感じで、「医者は体力的にきついから、自分の子どもにはさせたくない」と言っていました。

病院長の叔父も「大変だぞ」「つらいよ」という感じで、全然応援してくれません。ただ、病院の事務長をしていた伯父だけが「がんばれ」と言ってくれました。

でも、私はその段階では矛《ほこ》を収《おさ》めたというか、医者になるのはとりあえずやめたほうがいいかなと思ったんです。「会社員一年目で辞めてしまうのは、人としてダメなことではないか」と思ったし、「『石の上にも三年』で、どんなにつらくても三年はＪＲでがんばってみるべきではないか」と思ったんです。

札束で叩かれた話

佐藤　駅員から車掌になったあとは、どこの路線に乗ってたんですか。

片岡　車掌については「この路線」というのはありません。全部、どこでも乗ります。岡山駅はターミナル駅のような感じですから、路線がたくさんあります。広島から姫路から出雲まで行きますし、小さい路線もいくつかあって、そのすべてに乗っていました。

佐藤　何か強く印象に残っていることはありますか。

片岡　駅員のときの印象がやっぱり強烈でしたね。駅員の仕事は今で言うエッセンシャルワーカーの一つだと思いますが、本当に多種多様な、こんなにも幅広い人たちを相手にする職業は特殊だなと、まず思いました。深夜に駅のシャッターを閉めるときには、そこで寝ているホームレスの人に「移動してください」と声をかけますし、ヤクザが切符を出さずに改札口を通ってきたり、電車が止まったときに文句を言う人はたくさんいて、中には暴れる人までいました。クレームがすごく多い職種なので、社会の厳しさをもろに受けました。

佐藤　先生が就職した一九九〇年代前半は、駅にクレーマーが出始めた頃ですよね。

片岡　クレーマーは結構いました。たとえば、駅の改札口で正規料金を払っていなかった人に数百円程度の差額をもらおうとしたら、いきなり一〇〇万円ぐらいの札束で「ボン！」と叩かれたことがあります。その人は札束を見せることで「俺は金持ちなんだ。この程度の小銭はいくらでも払えるんだ」と言いたかったのかもしれません。「だったら、さっさと差額を払ってください」と思うのですが、彼にとってはそうではないのでしょうね。私のような小僧っ子から「料金不足ですよ」と言われるのが不快だったのでしょう。

佐藤　だから札束を見せて、「お前とは格が違う」と言いたかったんでしょうね。

片岡　何かしらのプライドがあったんでしょうね。でも、そんな理屈は当時の私には分かりません。「この人の論理は何なんだ？」と、驚きしかありません。その人はどこかの社長さんなのかもしれませんね。たぶん部下はそれで言うことを聞くのでしょう。でも、それが外で通じるわけもありません。なのに、そういう論理を押しつけてくる人がいるということを初めて経験しました。

佐藤　普通に学生をやっていると、そういうふうに威張る大人、無理無体《むりむたい》なことを言ってくる大人にはほとんど接しませんからね。

片岡　接客業のみなさんはいろいろと経験されているのだろうと思いますけど、私自身はビニールハウス培養と言いますか、ぬくぬくと育ってきましたから、「世の中はみんないい人しかいない」と思っていました。

しかし、それはどうも違う、世の中には悪い人もいるんだ、ということを最初に知ったのがその出来事でした。お金を投げつける人もときどきいましたね。

佐藤　学校では「悪」を教えません。だから私は学生たちに、小説を読んだりノンフィクションを読んだりして、読書によって悪の代理体験することを勧めています。大人になってから悪に引っかかってしまわないために、若いうちに悪について本で知っておくことは重要です。

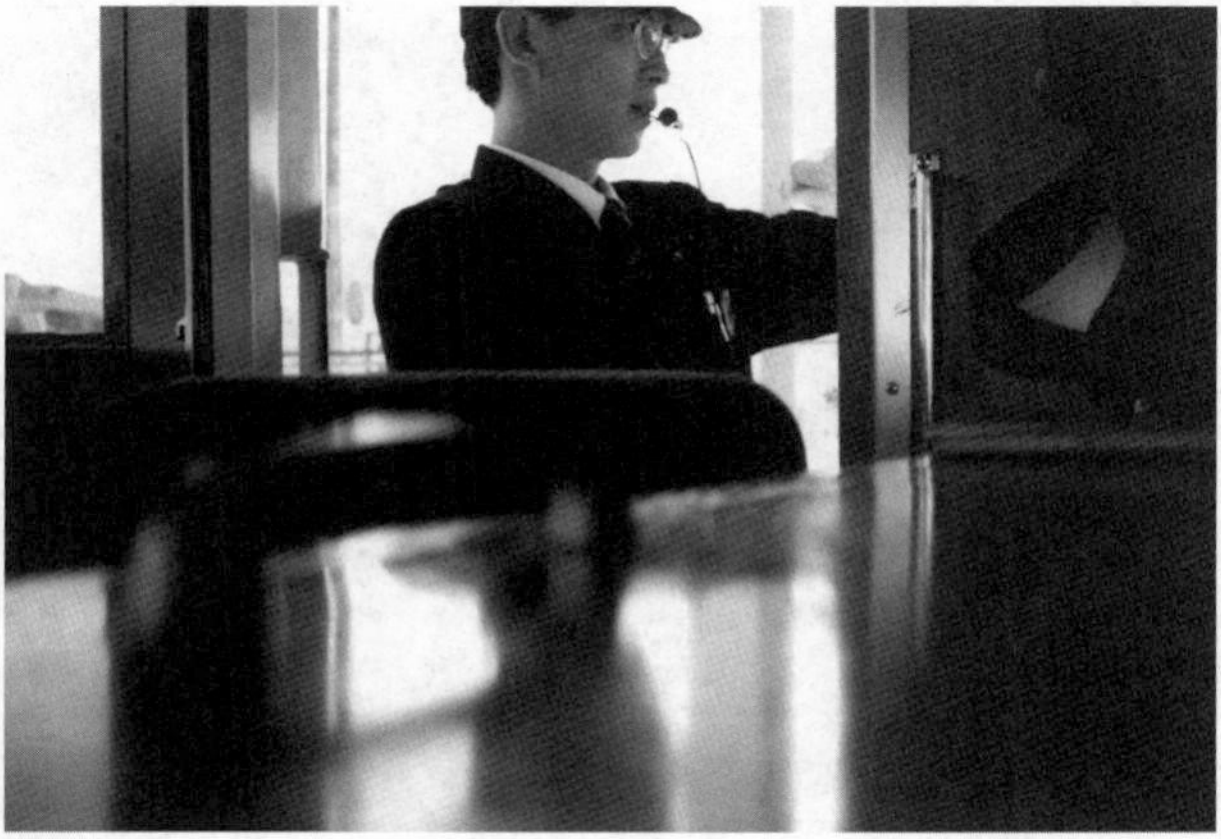
JR西日本時代

「こいつを殴っていいか」

片岡　クレーム的なことで今でもときどき思い出すのは、新幹線の改札口にいたときの出来事です。ある日、何かの理由で新幹線が遅れたことがありました。そういうときは新幹線から乗り継ぐ特急の指定席券を改めて取り直す必要が出てきます。

佐藤　新幹線が遅れたときに、よくそういう車内アナウンスを聞きます。

片岡　そういう場合はいったん乗換駅の「みどりの窓口」などに並んでいただくわけです

が、場合によっては五〜六〇人のお客さんがずらりと並びます。

佐藤　それは今でも同じですね。

片岡　そのときに私が「みなさん、こちらに並んでください」と言ったら、一人のお客さんが「お前が並べ」と言ったんです。「遅れたのはお前たちのせいなんだから、こちらが並ぶ筋合いがない」というわけでしょうが、一人のお客さんの代わりに私が並ぶわけにはいきませんよね。基本的に、駅員というのはお客さんみんなのために仕事をするのですから。でも、当時はまだ入社早々だったので、隣にいたベテラン駅員に「どうしましょう」と聞いたんですよ。そうしたら「並びなさい」という感じでうなずいたんです。

おそらくそのベテラン駅員には「お客さんが第一だ」という発想があったのだと思うんです。当時のＪＲでは、とにかく顧客サービスをしっかりしようということがつねにありました。

佐藤　旧国鉄時代、国鉄の駅員は「不親切だ」とか「態度が横柄《おうへい》だ」ということがよく言われていました。国鉄民営化は一九八七年で、片岡先生が就職したのが一九九四年ですから、民営化から一〇年も経っていません。必要以上に「お客様第一」という考えに振れていた職員もいたかもしれませんね。それで先生はお客さんの代わりに並んだわけですか。

片岡　はい。三～四〇人の行列の最後尾に並んで、窓口で指定券を取り直して、そのお客さんに切符を渡したら、またビックリするようなことを言われたんです。「俺は窓側だったのに通路側になっている」と。あまりにもひどいと思いましたが、さらにその人が何を言ったかというと、私の傍《かたわ》らにいたベテラン駅員に「こいつを殴っていいか」と聞いたんです。ベテラン駅員は、それも止めませんでした。それで私は腹を「ドスン！」と殴られて、そのお客さんは気を収めて帰っていきました。

私は自分で言うのも変ですけれども、どちらかと言うと品行方正な人間でした。しかし、そのときはさすがに腹が立って、「ちょっと下がります」と言って改札業務を放棄して駅員室に行って、帽子を床に叩きつけてしまいました。

ヤクザに囲まれる

片岡　それから少し座って気持ちを落ち着けて業務に戻ったんですけど、そのときに強く思ったのは「筋は通さなきゃいけない」ということでした。つまり、「並べ」という、筋の通らない、理不尽な要求をなすがままに受け容れてしまったことが、最後にはお客さんから殴られるという想像もつかない結果に繋がった。だから「これからは自分が正しいと思ったことは曲げないようにしよう」と誓いました。そういえば、以前に佐藤さんに「自分を信じろ」と言われたことがありましたね。

佐藤　ええ。それはとても重要なことです。

片岡　その後もいろいろな経験をしました。岡山駅の地下街に出る改札にいたときに、いかにもヤクザ風の人たちが切符も持たずに改札を通ろうとしてきたことがありました。もちろん私は止めましたが、そうしたら全部で七、八人くらいの「お客さん」に取り囲まれてしまった。彼らはみんなで一斉に改札口をガンガン蹴り出すんですよ。でも、その頃は私も少し心が強くなっていましたから、「こいつらは絶対に殴ってこないな」と思ったんです。ヤクザだから逆に絶対に殴ってこないと。

佐藤　ヤクザは素人相手には絶対に手を出しません。利権が絡《から》んでいたら別ですけれど、そうでなければ素人に手を出したら一発で逮捕になりますから。

片岡　私もそういうふうに考えました。駅員に対して、こんなに人目につくところでは絶対に殴らない。まして刺したりすることもないだろうと。だから堂々と止めたんです。

それで「切符を買ったら入れますよ」と穏やかな言葉で対応をしていたら、いかにも偉そうな人が最後にやって来て「お前ら、何をやっとんのや」と一喝したんです。そこで私が「切符を買っていただけないんです」と説明したら、「おい、お前ら切符を買ってこい」と言ってくれたんです。

切符があれば私もみなさんに通ってもらうことができます。切符を買ってきたヤクザの人たちが改札口に戻ってきたときは、私は一人一人に「ご乗車ありがとうございます」と頭を下げたんですが、「ああ、これか」と思いました。やはり筋を通せば、自然に道は開けると思ったんです。

佐藤　そこで曲げてしまう人もたくさんいますよね。

言葉には状況を真逆にする力がある

片岡　もう一つ貴重な体験としては、車掌として瀬戸大橋線に乗っていたときのことです。これはその名のとおり、瀬戸大橋を通る路線です。だから、瀬戸内海に大風が吹くとすぐに止まるんですよ。

それである日、私が四国側から岡山駅に向かう特急列車に乗務していたときに強風で瀬戸大橋線が止まってしまって、岡山で接続予定だった新幹線に間に合わなくなってしまいました。そのために、乗り継げなくなったお客さんが、車掌室にワッと来て、文句を言ってきたんです。
ところが、車掌室には二人の先輩車掌がいたのですが、先輩車掌たちはどうも車掌室から出ていく気配がない。
仕方ないので一番下っ端の私が勇気を出して出ていったら、そのお客さんの一人がすごい剣幕で「新幹線を戻せ」と言うんですよ。定刻で駅を出てしまった新幹線を岡山駅に戻せと。

佐藤　それは終電だったんですか。

片岡　終電ではありません。だから岡山駅で待っていただければ、あとから来た新幹線に乗り継げます。だけど、それではダメだ、予定通りの新幹線に乗せろとおっしゃる。

佐藤　仮に戻ってきたところで、遅れていることに変わりはありません。常識で考えれば、そんなことはすぐ分かるのだけれども、もう常識論ではなくて感情論になっているわけですね。

片岡　それで私としては一生懸命に説明して、「天災があるときはみんなが大変なんです」「お客様も大変でしょうが、他の乗客のみなさま、われわれ鉄道職員も含めてみんながこの天災を乗り切ろうと懸命に努力をしております。もしご希望の新幹線を戻すとなると、その新幹線に乗車しているお客様までこの天災に巻き込むことになります。大変お辛いとは思いますが、ここはお客様も我慢してください」というようなことを時間をかけて説明したら納得していただいて、最後に握手してくださったんです。「お前もがんばれよな」と。

すごい剣幕で怒っている人がいても、言葉の力によって連帯感を生むというか、むしろ仲間になれるというか、最後は笑顔で帰っていくんだな、という発見がそのときにありました。

言葉の大切さを学んだと言いますか、やっぱり伝えるべきことは逃げずに言わなければいけないと思いながら、その後、車掌業務を続けました。

佐藤　片岡先生が客に殴られた、という話で思い出しましたが、私も外交官時代に人から殴られた経験があります。

片岡　どういうお話なんですか。

佐藤　一九九三年の終わりぐらいから「北方四島の周辺に日本の密漁船がたくさん入っている」ということで、ロシアのテレビ局が特集番組を放送しました。そうしたら本省からモスクワの日本大使館に電報が来て、「ロシアは嘘をついている。日本の漁船は一隻も入っていない」と言ってきたんです。「反日キャンペーンが始まったから、それを打破しろ」と。

それで本省の指示に従っていろいろな活動をしていたら、タス通信の記者で、記事を書かない記者——つまり秘密警察ですね——から電話があって、「佐藤さん、愛国心は分かるけど、虚偽の宣伝をするのはやめたほうがいいですよ」と警告されました。それで本省に問い合わせました。「日本の密漁船がいるというのは本当に誤報なんですか」と。「そんなのは嘘だ」「われわれ側の船は入ってない」という話でした。

片岡　なるほど。

佐藤　その後しばらくして、またロシア側から接触があって「日本の漁船はわれわれの領海に入っている。証拠の衛星写真を見せてもいい」と言われました。また本省に問い合わせたら「そんな写真は捏造《ねつぞう》だ」という返答です。

物理的に一番怖かった出来事

佐藤　だから「反日キャンペーンの打破」という仕事を続けていたんですが、ある日、車を運転していたらクレムリンの横で警官に止められて、「免許証を見せろ」と言われたんです。そうしたら「九五年まで有効」と書いてある免許証を「九三年で切れている」と言われて、没収されてしまった。車のキーも持っていかれました。そのあとに今度は交通警官が来て、外に出たらいきなり殴られたんです。

片岡　私とはちょっとステージの違う話です。

佐藤　それで「これは何だろうな」と思っていたら、トレンチコートを着たオッサンが薄汚い車でやって来て、日本語で話しかけてきました。「私、クレンコフと申します。私の部下が佐藤さんに失礼なことをしたかもしれません。お許しください。しかし佐藤さん、ご自分でやられたことを胸に手をあててよく考えてみてください」と。

そして「免許証は期限が切れたので、仮免許を出しておきます。キーと一緒にお渡しします」と言うんです。私が立ち往生をしていることは、同時刻にロシア側から日本大使館に連絡が行っていました。秘密警察が日本大使館の幹部に呼び出しをかけて、「何か困っていることはないですか」と。そういう形で伝えたそうです。

片岡　それもすごいですね。一方の手で殴りながら、もう一方で「お困りでしょう」と。

佐藤　大使館が動いてくれて、私は何とか助かったんですけど、頭に来たから本省に電話を掛けて「ぶん殴られました」と。「ロシア側も根拠なしにそういうことはやらないと思いますから、水産庁と海上保安庁に連絡して、もう一回調べてください」と言ったんです。そうしたら、やはり日本漁船がロシア領に入っていることが分かりました。それも一〇〇隻の単位で入っていた。

片岡　とんでもない。

佐藤　そのあと現場の様子を聞いてみたらひどいものでした。ロシアはソ連崩壊後に「日本の船に銃撃はしない」と決めていました。それに気付いた日本の漁師たちがロシアの領海にヤクザが運営する、特攻船みたいな船をどんどん入れて、警備艇の前でウンコをしたり、いろいろとひどいことをやっていたんです。それでロシア側も頭に来て、忍耐の限界だということになった。

そういうことであれば、ロシア側の抗議には現実が伴っている。しかし、私がロビー活動を続けるので、殴ることで「止めろ」とシグナルを出したのです。ですが、ロシアの主張が現実に根ざしたものであることと、外交官が殴られることとは別次元の話です。

その後、クレンコフという人と会ったことは一度もありません。これは私の外交官時代、物理的に一番怖かった出来事です。その後は本省の言うことは額面通りに取らなくなりました。

片岡　昨今「フェイク」はトレンドワードで、トランプやプーチンがフェイクニュースを政治利用しています。フェイクを認めてしまうと、とんでもない結果につながるということが、佐藤さんのお話からわかります。日本国が流したフェイク情報の結果、佐藤さんは殴られてしまった。無理筋を認めると痛い目を見るところが私の経験に似ていて、どちらも巻き込まれ型の被害を被っていますね。

「彼」が暴れるのをやめた理由

佐藤　駅員さんや車掌さんは、いろいろと厄介な人を相手にしなければいけないわけですが、そこはお医者さんも同じでしょう？

片岡　それはそうですが、そこは私も医者になるまでにそれなりに人生経験を積んでいましたから、あまり動じなくなりました。

たとえば私が医者になって三年目のあるとき、たまたま救急外来の前を歩いていたら、若い男の患者さんが大暴れをしていたんです。病院スタッフが七〜八人ぐらい、警備員さんも一人か二人来ていて、かなりの騒ぎになっていました。

その患者さんは一見して明らかな興奮状態でしたが、当時の私には「話し合えば何とかなる」という考えがありましたから、間《あいだ》に入っていきました。それで「どうされましたか？」と、ひとこと聞いたら、その患者さんは暴れるのをやめたんですよ。事情を聞いたら、彼にはやっぱり言いたいことがあった。

そういう人でも暴れるのには何らかの理由、何らかの主張があります。そこを少し聞けば収まるわけです。それとは逆に、理由も聞かずに力ずくで抑え込もうとしてしまったら、さらに暴れてしまう。

そのとき私は「殴られるかもしれない」と覚悟していましたが、勇気を持って踏み込んで対話をしていけば、激しく怒っている人もおとなしくなるのだと改めて知りました。そこは車掌時代の経験がベースにあります。

佐藤　「どうされましたか？」と聞くことで、二人の間に小さな社会が出来た。

片岡　会ったことも見たこともない若者でしたが、ひとことでおとなしくなりました。あれは我ながら不思議なくらいうまくいったなと思いました。そのあとで病院スタッフから「あの人は精神病の患者さんですよ。先生、危なかったですね」と言われましたが、「だけど、収まったじゃない」と。医者には、そこに入り込む勇気が大事なのだろうといつも思っています。

佐藤　先生の場合、一回ぶん殴られるところまで経験されています。だから踏ん切りもつくのでしょうね。

片岡　いい加減な対応をすると殴られる、という経験をしています。その経験から、逆に争いがあるときは自分のリスクのハードルをいったん少しだけ下げて、ある程度は殴られることも念頭に置きながら、一方で誠実に対応するようにします。そうすると丸く収まることがよくあります。警備員を呼んだり、場合によっては警察官を呼んだりすれば、無駄な作業が増えてしまいますし、そもそもそれは医療行為ではないですよね。

力で抑え込むような形で「トラブル」を解決しようとすると、誰もが顧問弁護士が必要な時代になるのかもしれませんが、それとは逆に、「一人一人が少しだけ相手に寄り添って考えれば、簡単にすむこともたくさんあるのではないか」という気もします。

真っすぐに変わることの大切さ

佐藤　その関係性が今はないんですよ。相応の理由があって強く抗議をしている人を、単なる「困った人」という形で処理してしまうことが多い。

片岡　そうなんです。「クレーマーのカルテには黒い星印をつけよう」とか「黒い星印が四つ以上になったら診察を拒否しよう」とか、そういう話をする前に、患者さんに黒い星印が付けないようにする努力をしないといけません。みんなが腫れ物《はれもの》に触るようにしていると、その人はますます腫れ物になっていってしまいます。

佐藤　そういうことはあるでしょうね。片岡先生はJRで多種多様な人たちを見ているわけです。その中で、人間観が斜めになったり保身術を身につけようとしたりするのではなくて、真っすぐ変わっていった。そこがすばらしいと思います。

怒った乗客が来たとき、車掌室から出ていかなかった人たちのようになるのではなくて、自分が正しいと思ったことはきちんと伝えようと決めて、それをやり通した。環境に同化していって「こんなもんでいいや」ということにはならずに三年間働いた。

片岡　私はJR西日本の三年間ですべてのものの見方、生き方の基礎のようなものを確立できました。その後はまったく変わっていません。

入社したとき、会社の社訓のような形で言われたことがいくつかあって、そのすべてはもう正確には思い出せないのですが、「時刻通りにやりましょう」とか「お客さん第一」とか、そういうことを教わりました。そこでの「お客様のために」という教えは今もしっかり残っています。JRの経験は、その後の私の行動基準や倫理規範に大きな影響を与えました。

佐藤　ということは、ＪＲ西日本に三年間勤務したのは無駄ではなかった。

片岡　はい。私のＪＲ時代の経験はすべて大切な宝物です。

第三章　今の「医学部ブーム」が危ない理由

頭をよぎった新聞記事

佐藤　これからは先生がお医者さんになると決意した経緯についてまず伺いたいと思います。JRでの仕事は大変だったけれども、やりがいもあったわけですよね。

片岡　そうですね。駅員や車掌をやりながら、仕事では切符をがんばって売り上げるとか、旅行商品を売るノルマがあるのを一生懸命やるとか、そういう感じでやっていました。一方で、現場で一緒に働いているおじさんたちとすごく仲良くして、勤務明けや非番のときにテニスをやったりして楽しく過ごしていました。今でも多くの人と年賀状のやりとりが続いています。

佐藤　将来は幹部になるわけですから、人間関係も大切にしておけよ、ということはあるでしょうね。

片岡　あったかもしれません。私の同僚もみんな現場の第一線にいる社員としっかりした人間関係を築いていました。ただJRというのは組合関係がややこしい会社なんですね。

佐藤　JR西日本の場合はいわゆるJR連合系が主流で、労使間の対立はそんなに大きくないという印象があります。

片岡　西日本は連合系がメインですが、現場には西労組（西日本旅客鉄道労働組合）とかJR

西労（JR西日本労働組合）とかいろいろな組合があります。その中で、私は経営者側が作った連合系の西労組というのに誘われたんですよ。そこで「若手の幹部をやってくれないか」と言われたんです。

佐藤　いわゆる御用組合ですね。

片岡　それが三年目の十月でした。少しオシャレな居酒屋で大卒の人事部の先輩方に囲まれて、「西労組の若手幹部をやってくれないか」と言われたとき、「出世コースだろうけど、一生、飲み明かす人生になるのかなあ」と、まず思いました。

これは私の勝手な想像で、実際はどうなのか分かりませんけど、御用組合の幹部をするわけですから、現場に対する懐柔策《かいじゅうさく》や何やらで現場の人たちと毎晩のように酒を飲んで仲良くなるような仕事かな、と想像したんです。

佐藤　国会議員の料亭政治のようなイメージですね。

片岡　はい。ですから、これは将来は生活習慣病になるだろうな、お酒で体をやられるかなと考えました。それと同時に、二年ぐらい前に「医者になろうかな」と考えたことを、ふと思い出しました。

というのも、その日の朝刊に「センター試験の願書受付始まる」という記事が出ていたんです。そのときは「ああ、今年もそんな時期になったか」くらいにしか考えなかったんですが、この夜の会合で先輩方から説得を受けている最中に、その新聞記事が、まさにテロップが流れるかのように頭をよぎったのです。そこで「実は私には医者になりたいという思いがあって、それは今まで忘れていましたけど、お話を聞いて思い出しました」と。「だから幹部になるのは半年待っていただけませんか。医学部を受験して、落ちたら組合幹部の仕事をします。受かったら医者の道に進みます」という話をして、その日は帰してもらえました。

人事部の先輩に会社を辞めるような話をした以上、もうあとには引けません。それで翌日に本屋に行って、各科目の一番薄い参考書を五冊買って、センター試験の勉強を始めました。

重大な見落とし

佐藤　なるほど。しかし、働きながらだと受験勉強は大変でしょう。

片岡　組合に誘われたのは十月十三日でした。それだけは日付を覚えているんですが、そうすると受験までは約三ヵ月です。

しかし、それまでいろいろな社会経験をしていましたから「受験なんて三ヵ月あれば受かる」と思って勉強を始めました。どうしてそう思ったのかと言うと、私が乗っている電車の高校生たちは、電車の中でキャッチボールしている奴しかいなかった。これは半分冗談ですが、「今の若い子たちは誰も勉強していないから」と思って受験勉強を始めたんですよ。その後はひたすら勉強しましたが、すごく充実した日々でした。寮に帰って机に向かい、集中が深まっていくと、それとともに体のなかにたまったその日の仕事の疲れがじわじわと洗い流されていく、そういった不思議な感覚を毎日のように経験しました。

佐藤　社会人になってから受験勉強をやると、効率が全然違います。

片岡　全然違いました。三ヵ月で充分に間に合いました。

佐藤　勉強のしかたが分かりますからね。

片岡　はい。勉強したことがない理系の科目もありましたけど、「自分は社会人経験者なのだから」という自負がありました。

実際、独学でいきなり本番のセンター試験でしたが、それなりにいい点数がとれました。ただ計算違いだったのは、受験会場に行ったら高校生たちが一生懸命に勉強していたんですよ。私が電車の中で見ていた高校生たちとは全然違う。自分が見ていたのは違う世界の高校生だったんだなと、そこだけはショックでしたね。

佐藤　どの大学にするかというときは迷わず最初から鹿児島大学だったわけですか。

片岡　そこもいつものゆるい感じで、「暖かいところでのんびりしたい」という、それだけで南のほうの大学がいいなと思って、琉球大学と鹿児島大学を受けたんです。

佐藤　鹿児島には親戚がおられますしね。

片岡　それも多少はありましたね。琉球大学については「沖縄は鉄道もないし、いいな」というのもありました。試験前々日まで目一杯に乗務していたので、受験票もろくに見ないまま沖縄に向かいました。

　これは入試のときの小話ですが、理科のテストのときに生物の問題を全部解いて見直しも二、三回して、それでも時間が余ったんです。「ずいぶん時間が余ったなぁ」と一息ついてまわりを見回したんですよ。すると周囲の学生たちはみんなまだカリカリと必死に問題を解いているんですね。「ん？　これは変だ」と思ってテスト用紙を一枚めくったら、そこに化学の問題があった。

　もちろん化学の勉強はしていましたが、残り一〇分ちょっとしかなくて、行きたかった琉球大学には落ちました。二つ目の誤算です。それで鹿児島大学に行くことになりました。

「俺も辞めて、パン屋をやる」

佐藤　京大を出てＪＲ西日本に行けば、何か相当に大きなミスでもしなければ、確実に経営陣には残れます。しかも最初から幹部候補生としての採用だったわけですよね。

片岡　はい、そのような扱いだったと思います。

佐藤　そこを三年で辞めるというのはかなりの決意が必要だったと思います。

片岡　そうですね。

佐藤　しかも先生は文科系でした。理科系の科目が得意だったとしても、医学部に必ず受かる保証はどこにもない。

片岡　突然受験が決まったので、特にあれこれ考えることもなく、ただがむしゃらに勉強していました。

佐藤　ＪＲを辞めるときはどれぐらい本気で止められました？

片岡　医学部に受かってから「退職します」という報告をしましたので、特に止められることはありませんでした。ただ、そのときに面白かったのは、岡山の当時の人事部長、東大卒の偉い方に「辞めます」と報告に行ったら、「俺も辞めるんだよ。辞めて、パン屋をやる」と。岡山のトップ管理職の人が「パン屋をやる」と言ったので、ビックリしました。

今から思うと、当時の私の周りの大卒社員は、転職先が見つかれば特に躊躇《ちゅうちょ》なく辞めていったという印象です。というのも、私がJRに入ったときは文系だけでも六〇人も採用されたんです。大半が東大卒か京大卒、あるいはスポーツか何かで日本一だった、というような人ばかりでした。

当時のJRはそれくらいの人気企業だったんですが、最終的に使い道がないんですよ。文系の六〇人以外に理系でも何十人と採用していましたから、「どうするのかな」と思ってたら、私が辞めたあとも、辞めていった人がいっぱいいたようです。

「ひねくれた先輩」からのアドバイス

片岡　ちなみに、JRの大卒はみんながみんな、私のような現場経験をある程度はしていているのですが、そのときにお客さんとうまく話せない人もいるわけです。接客トラブルに巻きこまれて苦しんでいる社員もいました。

佐藤　それは辞めてしまいますよね。それから、仕事をしていく中でこれから絞り込みが激しく起きることは、競争に慣れている人には見えますから。

片岡　私の周りでも同期の仲間や先輩たちが「公認会計士試験に受かった」とか、「司法試験に受かった」と言っては辞めていきました。中には、政治家になって、現在、県知事をしている人もいます。

佐藤　幹部候補生は、たぶん最終的には五人ぐらいしか要らないはずです。それが文系だけで六〇人も採ったということは、ようするに九割は将来、間引《まび》かれるということです。

片岡　そうでしょうね。最初は地域開発をやるつもりだったからたくさん採用したのでしょうが、その直後に事業計画が変わってしまった。

佐藤　JRは年功序列制を採っているから、幹部候補生でも年次が若ければ給料は高くはないし、片岡先生が経験したように、現場では苦しい仕事を押しつけられることもあります。

私が外務省の新人時代に先輩に言われたのは、「『若い頃の苦労は買ってでもやれ、今後の肥やしになる』と言うけれども、他人の苦労を手助けすると、他人の肥やしになるだけだ」ということです。

片岡　なるほど。

佐藤　「だから自分に返ってくるかどうか、ちゃんと見きわめないとダメだ」と言われました。その頃の私は馬車馬《ばしゃうま》のように仕事をしていましたから、「なんてひねくれた先輩なんだろう」と呆れましたが、あとになって「その言葉は半分ぐらい正しい」と思い知りました。何の勉強にもならないような汚い仕事を押しつけられることは、やっぱりよくありましたからね。

難関中学の受験はやっておいたほうがいい

佐藤　片岡先生が働きながら勉強して大学に合格した、という話に戻りますが、これは単に先生の地頭がいい、という話ではないと思います。

たとえば、何年か前に「ビリギャル」が話題になりましたよね。あれは実はまったく驚くような話ではなくて、彼女はもともと名古屋圏においては最難関と言っていいぐらいの中高一貫校に入っていて、そのあとに勉強をぶん投げたわけです。

それから、受験勉強を始めたのが三年生のときだったのならともかく、二年の夏から始めた。しかも慶應義塾大学でもＳＦＣ（湘南藤沢キャンパス）で、二科しか入試科目のない学部に合格したのだから、これは十分に可能な話です。

つまり何が言いたいかというと、難関中学の受験はやっておいたほうがいいんですよ。そのときに皮膚感覚で知った受験勉強のやり方は一生生きていきます。

片岡　小学生のときの経験はそんなに大きいですか。
佐藤　そう思います。もう一つ、片岡先生のお話を聞いていて改めて思ったのは、目的論的な行動の大切さです。
たとえば中学受験をする場合、少しでも偏差値の高いところに行こうとして、やみくもにがんばるのではなくて、目的をきちんと設定して、目的を達成した自分をイメージしながら努力する。ギリシャ語の「テロス」は「目的」という意味ですが、テロスには「完成」「終わり」という意味もあります。ですから、目的を達成したら完成であり終わりであって、そのときはいったん休む。休んでから、また新しい目的を設定するわけです。
片岡先生は「公益に貢献できるような地域開発をやりたい」ということでJRに入ったけれども、入社した時点でその部局はなくなってしまった。JRで得られるものは一年目のところでだいたい見えてしまったわけです。だからそこのところで立ち止まって、振り返って、結構休んでいる。考えていますよね。
片岡　休日に楽しくテニスをする一方で、「これでいいのかな」と悩んでいた感じかもしれません。
佐藤　普通はそうはならないで、「とりあえずこの会社には幹部候補生として入っているのだから、社長になれるかどうか分からないけれども、競争に標準的に打ち勝っていくボードには入れる」と考えるでしょう。駅員から始めて、試験を受けて車掌になる。車掌を無難に務めたら、今度は御用組合の幹部をやって、そこのところでキャリアパスを順調に上がっていこうとする。

それでおそらく一五年目ぐらいまではみんな一列に上がっていって、その先から急に差がつく。みんなそれが見えているでしょうから、上に行くためにはいろいろな人脈を作っていくとか、そういう形で競争を始めるわけです。

組合幹部になる前に辞めるという大きな決断ができたのは、自分のやりたいことを休みながらよく考えていたからでしょうね。

八歳下の同級生たち

佐藤　鹿児島大学には学士入学ではなくて、普通に一年生として入学されたんですか。

片岡　普通に一年生として入りました。当時、学士入学というのは全国でも大阪大学しかありませんでした。阪大の試験は語学が特殊で、超エリートしか受からないような感じでしたから、最初から諦めていましたね。

佐藤　一般入試で入ったことは、まったく無駄にはなりません。医学部の勉強は覚えなければいけないことが多くて、たとえば骨の名前をすべて覚えなければいけない。ですから、中途半端に横から入っても、絶対に取りこぼしが出てくると思うんですよ。

片岡　そうですね。どっちがいいのかちょっと分かりませんけど、私の場合は最初の二年は教養で、授業は体育と英語だけだったんです。あとは何もやることがなくて、ひたすら病院で介護やリハビリテーションのアルバイトをしていました。

佐藤　そこは京大で取った単位が生きたわけですか。

片岡　そうなんです。だから最初の頃は週五日ぐらい病院で働くことができました。学費を稼がなければいけなかったので、当時はとにかくお金が必要でした。

佐藤　病院の仕事は別に苦ではなかった？

片岡　はい。まだ二十代でしたし、医療や介護の現場を経験しておきたかったのでまったく苦ではなかったですね。

佐藤　ただ、同級生たちとはだいぶ年齢が離れていますよね。

片岡　はい。八歳違います。

佐藤　そうすると明らかに世代間ギャップがある。

片岡　あるにはありましたが、鹿児島大の同級生たちはみんな人が良くて、気さくに近寄ってくれて、年長者ということで立ててくれる若い子も何人かいました。当時、私のような「やり直し組」には、東大の文系学部を出たすごく優秀な人と、青年海外協力隊で薬剤師をやっていた人がいて、三人で一緒に仲良く勉強しながら、そこに加えて中国から来た留学生や、現役で入ってきた子たちと結構みんなで楽しくやっていましたね。

教科書を買うお金がない

佐藤　医学部の勉強はどうでしたか。

片岡　京大時代は他人が作ったノートをコピーして覚えるだけでしたけど、鹿児島大のときはそれこそ正反対で、一番前の席に座ってパソコンでノートを取って、みんなに配るというふうに変わりました。とにかく一人前の医者になりたい、という思いが強かった気がします。

佐藤　鹿児島大学では何を専攻されていたんですか。

片岡　医学部では専攻はないんです。全範囲を勉強することになります。

佐藤　国家試験に合格して医師になったあとに専門を決めるわけですね。学費に関しては

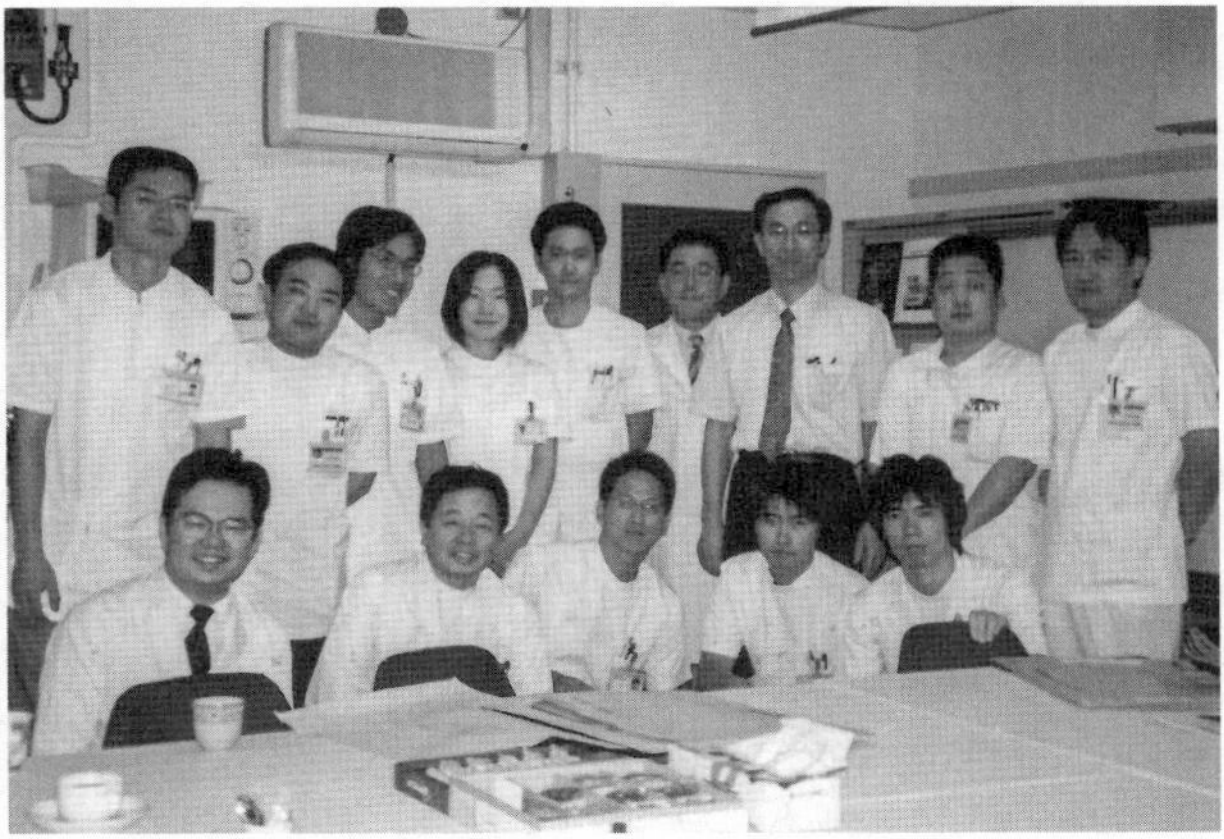
鹿児島大学時代（前列中央）

親からの援助はあったんですか。

片岡　いえ。私は自分で勝手に医学部に行ったので最初から援助の相談などはせず、自分で学費と生活費をアルバイトで稼がなければいけませんでした。しかし、ありがたいことに授業料は免除のことが多かったんですよ。

佐藤　成績が良かった。

片岡　いや、授業料免除はたぶん収入で決まっていました。当時私は勤労学生として確定申告をしていて、年収が一〇〇万円前後でした。それだと「年収が少ないから」ということで、授業料が免除になっていたんです。

ところが、医学部での六年間にだんだん世の中の景気が悪くなってきて、私の収入は一定でしたが、「もっと貧しい家庭があるから」

ということで、あるときから授業料を半額収めなければならなくなりました。そのときはもう本当に泣きそうな感じでしたね。

佐藤　全額免除だったのが半額免除になって、生活はどう変わりました?

片岡　もう相当に苦しくなりましたね。当時は月に一万円以内で暮らしていましたから、教科書を買うお金もありませんでした。だから教科書はすべて大学の図書館で借りて、図書館にない教科書があれば、それは図書館に買ってもらって使っていました。だけど、図書館から借りた教科書には書き込みができません。

そういう苦学生チックなことはやっていました。まあ、精神的には全然苦しくはなかったけれど、肉以外の食べ物は買えなかったので、アパートの共有地とベランダに種を蒔いて、そこで育てた野菜を食べていました。

親切な隣人の「正体」

佐藤　京大時代とはずいぶん変わりましたね。

片岡　自分で選んだ道なので、当時のことに関しては「真面目にやらなきゃ」というだけの話で、苦労と言うほどでもないと思います。

社会の厳しさはJR時代に刷り込まれていましたから、その対処策というか、世の中には何が必要かということを感じていたのかもしれません。甘さが吹っ飛んだと言いますか。私には今も甘いところがありますが、鹿児島大時代には自分に対して厳しさを持つようになりました。

佐藤　それにしても、食べ物にも苦労するというのは相当なことです。

片岡　鹿児島大に行くときに手元に一〇〇万円ほど貯金があって、なおかつアルバイトもしていましたから、最終的に卒業まで行けました。

佐藤　生活を切り詰めて、あとは貯金を切り崩した。

片岡　そうです。その中で何とか回すことができました。

　野菜作りの話でちょっと思い出しましたが、最初は私、小さなスコップしか持っていなかったんです。それで地面を耕していたのですが、アパートの土地は雑草が多くて根っこが張っていますから、スコップでは全然ダメなんですよ。そうしたら隣に住んでいる人がガーデニングをやっていたので、見るに見かねて、「これを使いなよ」と大きなシャベルを貸してくれました。そのときは気づかなかったんですが、実はその隣人は医学部の教授だった。

佐藤　なぜそれは教授だと分かったんですか。

片岡　半年くらいして授業があって、「あっ、お隣の人だ」と思った。

佐藤　片岡先生にはナラティブなお話、つまり物語性のあるお話が多くて、すごく面白いですね。

片岡　そうでしょうか。こういう話は恥ずかしい話なので、むしろ本にするときは削ってほしいくらいです。

佐藤　いやいや、そんなことはないですよ。と言うのは、これから医者になる若い人たちにとっても、片岡先生のお話にはリアルな面白さがある。それから、難関大学を出て社会人を二〜三年やって、「これはちょっと違うな」と感じている人たちに「医学部という道がある」と示すことは、大きな意義があります。

ポイントはロールモデルです。

エリートとして育てられて、純粋培養で来てしまって、それこそ浪人しているときには学費が一〇〇〇万円ぐらいの医学系予備校に行って、私大の医学部を出る——というコースが今は増えています。そういうコースとは違う道も可能なんだということがこの本を読めば分かりますし、外部から優秀な人をお医者さんの世界に連れてくるという意義も出てきます。

東大や京大を出て総合商社に入っても、あるいは国家公務員になっても、「仕事がつまらない」と感じている人は山ほどいます。

そういう人たちがこの本を読めば、「医者をやってみようか」と思うかもしれません。実際に医師の道に進む人も何十人か出てくるでしょう。それだけでも社会的貢献は大きいと思いますよ。

腎臓が見えれば全身が見える

佐藤　腎臓内科医になろうと思ったことには、どういうきっかけがあったんですか。

片岡　最初のきっかけは、学生時代に「腎臓が見えれば全身が見える」と教えていただいたことです。これを最初に教えてくださったのは沖縄県立中部病院（当時）の宮城征四郎《みやぎせいしろう》先生という有名な先生です。宮城先生は呼吸器の大家なんですけども、あるとき鹿児島大学にわざわざ講義に来られたんですね。

そのときに「呼吸不全から内科全体のことが分かる」という講義をされて、私は感動しながら聴いていたんですが、最後にひとこと「だけど腎臓にはかなわないな」と宮城先生がおっしゃったんです。「腎臓は骨にも影響するから、呼吸不全より腎不全のほうが一つ（影響が）多いな」と。それで「なるほど、全身を診るのなら腎臓なのか」と思ったのが、腎臓内科医としてのスタートでした。

佐藤　なるほど。

片岡　それから、「授業で分からないことは現場に行ってみないと分からない」ということで、学生時代に夏休みなどを利用して、大学病院の見学に行っていたんです。それで東京女子医科大学病院に行ったときに、いろいろ見学させていただきながら、腎臓について教えてもらいました。

佐藤　女子医大は腎臓では日本のトップですからね。

片岡　はい。腎臓を究《きわ》めるなら女子医大ということが当時、全国的に言われていました。また、当時の女子医大は臓器別の医局制度をちょっと売りにしていたんです。それも見学に行った理由の一つでした。

それで、そのとき対応してくださった若い先生に「腎臓という小さな臓器の、そのさらに小さなところ、顕微鏡で見る世界から全身が見えるんだよ」と言われて、学生らしく感動したと言いますか、「腎臓の医者になろう」と決めました。

佐藤　ちょっと私から敷衍《ふえん》しますと、たとえば「腎臓は骨にも影響する」というのは、腎機能が低下すると体内の不要なリンを尿から排出できなくなって、血液中のリン濃度が上がってしまいます。そうすると中長期的に骨が脆《もろ》くなっていきます。

それから、腎臓には血液を作る働きもあります。腎臓が悪くなると血が十分に作れなくなりますから、初期症状としては貧血がよくあります。腎機能が低下して体内の水分量が過剰になると、心臓にも水が溜まりますから、心不全が起きたりもします。そういう形で、全部繋がっているんですね。

片岡　私が説明すべき話を説明していただいて、申し訳ないです。

食べ物には毒素も入っている

佐藤　腎臓は全身に影響するけれども、しかし「何か体が悪いときは腎臓を疑ってみろ」というものではないですよね。

片岡　はい。それは違います。私が患者さんに分かりやすく説明するときには、いつも食べ物の話をしています。

人間は食べ物から栄養素を摂るわけですが、しかし食べ物には栄養素だけでなく毒素も入っています。その毒素を外に出す作用をするのが腎臓です。たくさん食べる人は毒素もたくさん取り込みますから、結果として腎臓がたくさん仕事をすることになって、ダメになっていくわけです――食べすぎの人を注意するときにはそういう話をします。

佐藤　人間は食べなければ生きていけないけれども、食べ物には毒素も入っている。ここはあまり着目されないポイントですね。

片岡　体内の毒素を水に溶かして、尿として体の外に出すというのが、みなさんがよく理解できる腎臓の仕事ですが、先ほど佐藤さんにお話しいただいたように、腎臓には血液を作るホルモンを作る装置があります。腎機能が低下すると造血ホルモンが少なくなって、腎性貧血が起きます。血液にも関わってくるわけですね。

だから、血液の病気をわれわれ腎臓内科医が見つけることがときどきあります。本職ではなくて、別の専門の立場から見つけ出せる「他科の疾患」というものがあって、腎臓内科医をやっているとそうした他科の疾患をいろいろと見つけることがあるんです。

先ほど心不全についてもお話ししていただきましたが、その原因が腎臓なのかどうかという見きわめは大事です。両方が絡むケースもあって、そのために腎臓内科医は心臓のこともよく知っておかなければいけません。

あとは尿を出すときに、ナトリウムやカリウム、リンなどの電解質を処理する作用が絡むと、低ナトリウム血症であるとか、高カリウム血症であるとか、不整脈が出たりします。

佐藤　高カリウムは死ぬことがありますね。

片岡　そうです。突然死することもあります。それから、癌になる人も多い。そういった意味では全身の臓器を考えながら治療をやっていく必要があります。

簡単に言えば、「毒素がたくさん溜まってしまうと、すべての臓器に悪さをしますよ」ということですね。ですから、私たちは日常的に全身のことを考えます。腎臓内科というのはそういう診療科です。

腎臓内科医が少ない理由

佐藤　腎臓病になった人は、貧血の他にはどんな初期症状がありますか。

片岡　全身の「むくみ」や「かゆみ」、倦怠感（だるさ）などです。血管の外のスペースの間質が水分を貯留する場所と説明しましたが（83ページ）、この間質に必要以上の水分が溜まったときに「むくみ」が生じます。

「むくみ」が出て受診する患者さんは大きく言うと二つのパターンがあって、一つは塩分の摂りすぎで「むくみ」が出るケース。もう一つは、腎臓が悪くなって尿の中へと大量のたんぱく質を失うことによって血管内のたんぱく質が減って「むくみ」が出てしまうケースです。

大半の「むくみ」は塩分の摂りすぎが原因で、これは塩分控えめの食生活にすれば良くなっていきます。尿たんぱくが出て「むくみ」がある場合、将来的に腎臓が悪くなる可能性があるので、腎臓内科の受診をご検討ください。

佐藤　日本には、腎臓の専門医はどれくらいいるんですか。

片岡　約六〇〇〇人です。日本の医師数は約三四万人ですから、全体の二パーセント未満しかいません。

佐藤　それは学ぶ場所が少ないからですか。

片岡　ニーズと言いますか、経済原理も働いているのかもしれません。

佐藤　手術をするお医者さんは稼げます。だから循環器や心臓が専門のお医者さんは多いけれども、腎臓内科はなかなかむずかしいわけですか。

片岡　透析とセットにして何とかやっている感じでしょうね。

佐藤　しかし、特に都市部では透析クリニックは独立してやっていますよね。

片岡　ただ、それだと腎臓専門医にとっては研究との両立がむずかしくなってくるという悩みも出てくるんです。

初任給は四万五〇〇〇円

佐藤　鹿児島大学を卒業して、すぐに女子医大に入られたんですか。

片岡　はい。卒業した二〇〇三年に女子医大に来ました。私の時代は医師一年目のときに科を選ぶことになっていたので、腎臓内科を選びました。

佐藤　私が獄中にいた頃ですね。最初はどういうポジションだったんですか。

片岡　古風な職名ですが、「練士《れんし》」という立場です。月給は四万五〇〇〇円でしたから、時給は一〇〇円を切ってましたね。これは聞いた話ですが、ある有名私立大学病院では当時、初任給は三万円台だったそうです。他はみんな一〇万円以上だったという記憶があります。

佐藤　国立大学の附属病院を除けば、勤務医の給料が安いのは大学病院全般の傾向です。私立大学系の大学病院は、医師の給料を独自に決められますからね。

片岡　そうですね。

佐藤　練士というのは、どういう立場なんですか。

片岡　今の初期研修医と後期研究医に相当し、助教になる前の、七、八年目までの医師に「練士」という立場が与えられていました。

佐藤　月給四万五〇〇〇円ではどうやっても生活できません。だから大学病院の勤務医はアルバイトをするわけですね。

片岡　はい。一日一〇万円ぐらいのアルバイトがありますので、私も一年目から医局から派遣されて外勤に行きました。医療制度はひとつの病院だけで確立しているのではなく、中核となる大学病院と関連病院が共同体を形成して、患者の治療にあたります。そして、医師の人件費は大学からの支給では不足するので、高めに設定される関連病院の外勤とあわせて捻出していくことになります。

佐藤　一日一〇万円のアルバイトをしていると聞けば、「それなら高級取りだ」と思う人もいるかもしれません。しかし、仮に月五回アルバイトに行っていたとしても、月給は五〇万円プラス四万五〇〇〇円だから、特に高給を取っているわけではない。しかもそのアルバイトの日給は、今ではむしろ相場が下がっていますよね。

片岡　そうですね。

佐藤　大学病院に勤務しているお医者さんは病院本体の給料は安いんだけども、アルバイトをしているからガバガバ金が入ってくるんだ、というイメージがありますが、これは昔ながらの誤解です。実際はそんなことはまったくない。

片岡　宿直込みのアルバイトで、患者さんの急変などがあると、睡眠時間も体力も確実に削られてしまいます。

三人の患者が同時に死にかけるとき

片岡　私は社会保険の診療報酬請求の査定といった仕事もしていますが、その時給の設定は四〜五〇〇〇円になっています。基本的に、「医者の時給は数千円」というイメージなのかもしれません。

佐藤　たとえば京大生が家庭教師のアルバイトをしたら、時給で五〇〇〇円ぐらいはもらえるでしょう?

片岡　それとあまり変わりませんね。

佐藤　しかも医者のアルバイトには、患者が重篤な状況に陥ってしまうリスクがあります。

特に夜勤は怖い。

片岡　そうですね。状態が悪くなった患者さんが一人だけなら何とかなりますが、ときに何人も同時に調子が悪くなることがあります。たとえば同時に三人が生命の危機を迎えるということも、医者をしていると経験することがあります。そんなときの医者は、もう地獄です。それもコミコミの日給一〇万円なんです。急変対応や看取りをどんなにたくさんしても、その額は変わりません。また、そもそも人の命を扱う仕事なので、いわゆる「バイト感覚」のような気楽な雰囲気はまったくありません。

佐藤　たとえば、アルバイト先の病院にしっかりした看護師さんたちがいればいいけれども、看護師さんたちがみんな若手であまり経験がなくて、なおかつ看護師長がやけに威張っていてお医者さんの言うことをまともに聞かない――なんていう病院にアルバイトに行ったら大変ですよね。

片岡　そういうケースもあるかもしれませんね。

佐藤　人間関係をよく見ないまま、よその病院にアルバイトで外勤に行ってしまったら、ただでさえ過酷なお医者さんの仕事が、さらに過酷なものになっても不思議はない。

それから、アルバイト先が必ずしも自宅近くで見つかるとは限りません。自宅から遠い病院でアルバイトをするということになると、そこでもお医者さんの負担は大きくなります。

親たちの大誤解

佐藤　そういうことを考えても、今の医学部ブームはちょっと危ないと私は思っています。わが子を医学部に入れたい、医者にさせたいという親は昔からいますが、今はそうした親のニーズを先取りする形で、いろんな専門予備校が出来たり、それどころか私立の中学校・高校では医学部入試に特化した教育をするところも出てきています。

片岡　そういう話はときどき聞きますね。

佐藤　中産階級の親たちは、自分の子どもが貧困層に転落するのが怖くて「医者を目指せ」とわが子の尻を叩くわけです。「医者になれば貧困層に転落することはないだろう」と親たちは思っている。しかし、今やお医者さんというのは必ずしも高収入の仕事ではないし、社会の中で特権的な立場を持っているわけでもありません。

たとえば大学病院の勤務医の場合、片岡先生のように五十歳を過ぎても大学病院に残っているのは熾烈な競争を勝ち抜いた人か、人間関係のバランスの取り方がすばらしく上手な人か、あるいはその両方を兼ね備えている人ですよね。しかし、その割には物質的な報酬がきわめて少ない。

片岡　たしかにそうかもしれませんね。

佐藤　二〇二一年五月に成立した改正医療法で、医師の残業の上限は年間一八六〇時間と定められました。この法律が適用されるのは二〇二四年からですが、一年間の残業が一八六〇時間ということは、ひと月あたり一五五時間ですよ。これは過労死のラインを軽く超えています。法律が改正されたからブラックな労働環境が改善されたのだろうと思う人もいるかもしれませんが、実はそうではない。むしろ、ブラック労働をオーソライズする法律なんですね。

それでいて、大学病院の勤務医が年収二〇〇〇万円を超えるかと言えば、これはほぼ不可能です。お金の話はみんなしないけれども、大学病院勤務によっては若手医師で年収二～三〇〇万円、二〇年勤務していても四～五〇〇万円くらいというケースもあるのではないですか。

片岡　勤務時間に関しては、医者の勤務時間を制限しすぎると、実際に医療がまわらなくなるという現実があります。収入に関しては、さすがに少しずつ待遇を上げる方向にあるので、われわれが医療練士をしていた頃の年収よりは上がっていると思いますが、私大で研究を頑張る医者の収入は一般的に少ないと思います。

佐藤　だからみんな日給一〇万円というアルバイトをするわけですが、先ほど話題に出たとおり、そのアルバイト代はこの十数年ぐらいは一〇万円で頭打ちで、下がっているケースもある。

それから、医師は激務である上に「人の生き死にを預かっている」という緊張感をつねに抱えています。むずかしい判断を求められることもよくある。さらに医療訴訟のリスクがあります。そういうことを考えれば、お医者さん、特に勤務医は決して高収入とは言えません。

片岡　たしかに医療過誤対策の保険料も高いですからね。それから、医局に所属して転勤が多い医師は、勤務先がころころ変わるので、実は退職金の総額が異常に少ないという現実もあります。

佐藤　それでも日本の医療が何とか維持できているのは、高いモラルや使命感を持って働いている医師がいるからです。社会の仕組みとして医学の水準を守ろうというのではなく、個人的資質に頼り切ったシステムになっている。それが現状です。

ところが、そうした現状は報道されないから「国家試験に合格して、医師免許を取れればそのあとの安定的な生活が保証される」という、そういう幻想の上に医学部ブームが成り立っている。

大学病院の「長期的に最適な医療システム」

佐藤　それ以外にも——研究に深い関心がある人たちは例外として——臨床が嫌いな人が医師になってしまうと不幸です。研究する動機が「金儲けがしたい」とか「有名になりたい」ということだと、やっぱりいい仕事はできないだろうと思うんです。

片岡　そういう理由で医者になるのは、本当に間違っています。

佐藤　そこは「人の病気を治したい」という気持ちを持っていなければならないし、臨床に関心がなければいけない。

いわゆる偏差値エリートの中にときどきいるのは、「医者になりたい」という強い動機はなくて医者になってしまう人です。そういう人の中には、たとえば高校時代にさほど成績が良くなかったことがコンプレックスになっていて、自分よりも成績が良かった連中を見返すためだけに医学部に入る人もいます。自分をバカにした連中よりも高所得になって、立派な家に住みたい——そのために手っ取り早いのが医者になることだ、と思って医学部に入るんです。

片岡　信じがたい発想ですね。

佐藤　医者になるのなら、「人を救いたい」「人の役に立ちたい」というところがないといけません。

それから、大学病院というのはある意味では巨大な権威と権力を持っていますから、それに対する世間の反発が結構強い。それを利用して、大学病院などの既成の権威に対してものすごく敵対的なスタンスで開業するという、一種のビジネス・モデルが生まれているように思います。実際、昨今は大学病院については叩くのがトレンドになっていて、メディアで扱われるときには、マイナス面だけにプリズムが当たっています。

もちろん大学病院にはそれなりに問題がありますよ。しかし、これは実際に入院してみれば分かることだけれども、たとえば女子医大のお医者さんたちはみんな能力が高くて、横のネットワークもきちんとしています。看護師さんたちも力のある人が多い。同様に、他の大学病院でも一生懸命やっている医師たち、看護師たちがいます。

ところが過度のバッシングが行なわれているために、そのことが消費者——つまり患者に伝わっていません。一種、異常なマーケットになっているわけです。こうした悪意や偏見に基づく情報操作を取り除かないと、適正な医療が行なわれません。やはり大学病院というのはきわめて重要な医療の拠点で、それを示すことには社会的な意義があると思います。

片岡　そうですね。

佐藤　私は患者として、片岡先生を筆頭に大学病院のお医者さんたちに何度も命を助けていただきました。

日本の大学病院のいいところは、安い値段でみんなが平等に診察を受けることができて、なおかつお医者さんや看護師さん、あるいは医療技師さんたちの士気が適度に高い、ということです。「使命感に燃えに燃えさかってやっていく」というのは短期的にはいいことかもしれませんが、長期的には続きません。その点、女子医大でも長期的に最適な医療システムが出来ています。持続可能なシステムがある中で、適度な競争もある。

開業医の平均年収

片岡　そこで気になるのは、やはり今のままの報酬システムで日本の医療は続いていくのだろうかということです。これは何も医者だけの話ではなくて、官僚の人たちも昔は滅私《めっし》奉公《ほうこう》と言いますか、「自分たちが国を支えている」という気概だけでやっていたのでしょうけど、メディアが官僚叩きをするようになったら成り手は減ってしまって、今や優秀な東大生たちの多くがビジネスの世界で起業をするようになりました。

私は素人なので分かりませんが、官僚の人たちは今、相応の待遇を受けているんですか。

佐藤　官僚の生涯所得は総合職で手取り約三億円ですから、全然悪くないですよ。外務省なら四億円から五億円くらいあります。

片岡　それは天下りの分を入れて、ですか。

佐藤　いや、三億円というのは天下りを抜いた額です。そのあとの天下りでは、今やいくら減ったとはいえ、一億円は取れます。そうすると生涯所得は四億円です。

片岡　それを聞くと、人の命を預かるプレッシャーやリスクに比して医師の仕事の対価は少ないような気もしますね。

佐藤　大学病院や地方の総合病院では、医師よりも看護師のほうが年収が高い、という事例がいくらでもあるそうですね。

片岡　公立病院の場合、若い医者よりも看護師長のほうが年収が高いと聞いたことがあります。

佐藤　大学病院の勤務医の給料が安いことはわりと知られている話でしょうが、今は開業医でも億以上稼ぐ人は本当に限られています。

二〇二一年に公表されたデータ（第二三回医療経済実態調査）によれば、開業医（一般診療所）の平均年収は約二七三〇万円です。二七三〇万円というのは平均値ですから、年収五〇〇〇万円を超えている開業医も昔よりずっと少なくなっているのではないかと思います。

片岡　個人病院の場合、院長が身銭《みぜに》を切ることがあるので、院長の実質年収が五〜六〇〇万円ということもあるようです。

佐藤　医師は高給だと思われているけれど、意外とそうではないんです。名誉のほうが大きい職業だと思います。

片岡　昔は「先生」と言ってもらえるからそれだけで納得していたとか、患者さんから感謝の気持ちをもらえるので自尊心を満たしていたという世界でした。

佐藤「お金が稼げるから」という形で子どもを医者にしようとする親たちは、医療界の現実を知らないわけです。お医者さんが他の職業と比べて恵まれている点は、定年がないことぐらいですよね。

片岡　たしかに、そうかもしれません。医者の仕事は内容的にとてもやりがいがありますから、それを定年なくやらせてもらえることはありがたいことだと思っています。私がJRを辞めて医者の道を歩むことに決めたとき、「他の人より八年遅れの人生になってしまうけど、その分、長く働けばいいや」と思った覚えがあります。

立ったままカルテを書いていた

佐藤　旧来型の医局制度は、今では一応解体されたという建前になっていますが、先生が医師になった二〇〇三年は、まだ医局制度が機能していた時代ですよね。

片岡　はい。制度が変わって、いろいろな改革が始まったのは、私が鹿児島大学を卒業した翌年です。今はマッチングと言って、大学を卒業してからいろいろな大学病院や研修病院に応募できる仕組みになっていますが、私の頃は自分の出身大学に行くのがまだ一般的なコースでした。

佐藤　鹿児島大学時代、先生は女子医大と何か関係があったんですか。

片岡　いえ。見学をさせていただいた他には、まったく関係ありませんでした。

佐藤　そうすると鹿児島大学の医局とは関係なしに、自分で応募して入られた。

片岡　そうです。当時はみんな母校の病院に入る時代で、鹿児島大学でも外の病院に出るのは数人でしたね。母校が一番やりやすいわけですから。

佐藤　なるほど。女子医大に来てみてどうでしたか。

片岡　変な感想に聞こえるかもしれませんが、最初の印象は「教授室が狭いな」ということでした。鹿児島大学の教授室は広くて立派でした。「地価が違うから都会の病院はこうなるのかな」と思った記憶があります。教授室もそうですから、当然私たち研修医は机もなくて、カルテは立ったまま書いて、夜一〇時とか一一時まで働いていましたね。

回診も三畳ぐらいの病室に二〇人も三〇人も入って、教授が何を言っているのか、よく聞き取れないような世界でした。私が医者になったのは二〇〇三年ですが、当時はまだ他の病院の情報があまり得られない時代でしたから、「東京はこんなものなのかな」と思いつつ働いていました。

佐藤　同時に論文も書き始めるわけですか。

片岡　論文はもう少しあとでした。最初の二年間は研修的な感じで、神経内科とか循環器内科とか内科をいろいろ回りながら勉強して、三年目に腎臓内科医として病棟に戻りました。そのときに肥満の患者さんを受け持ったことをきっかけに、腎臓病と肥満の研究を開始して学会で症例報告などをしました。四年目に亀田総合病院（千葉県鴨川市）に腎臓内科医として派遣されてから、肥満と腎臓病についての研究を本格的に開始しました。

佐藤　私なんかはまさにその対象ですね。

片岡　肥満腎症は私が研究を始めた頃はまだ誰もやっていなかったテーマで、だからメインでやりたいと思っていたんです。今はもう肥満腎症の専門家はあちこちに出てきています。研究を始めてからそろそろ二〇年近くになるので、今はこれまで研究したことをまとめている段階です。

佐藤　今ご研究されているのは、多発性嚢胞腎症《のうほうじん》でしたね。

片岡　はい。原因遺伝子を発見した望月俊雄《もちづきとしお》先生に七年ほど前に誘っていただき、そこから多発性嚢胞腎も研究しています。

全国から優秀な若手医師が集まる病院

佐藤　亀田総合病院には四年おられたということですが、ルーティンで四年だったんですか。

片岡　ルーティンでは二年です。これは医局内事情なんですけど、当時の女子医大は人気があって、医局員が多すぎたんです。だから女子医大に戻る枠がなかなか空きませんでした。

それともう一つの理由は博士論文です。普通は女子医大に戻ってから博士論文を書くんですけど、先ほどもお話ししたように、私は亀田病院に赴任した医師四年目のときから自分で興味を持ったテーマで研究を始めていました。私が亀田が大好きだったこともありますが、「亀田で書かせてください」と女子医大の主任教授である新田《にった》孝作《こうさく》先生にお願いして、博士論文は亀田で書きました。それもあって、亀田病院には四年いたんです。

佐藤 女子医大に戻れば、博士論文のテーマは自分では選べなくて「君はこういうことをやりなさい」ということになるんですか。

片岡 研究グループの中に割り振られて「これをやりなさい」というのが一般的です。

佐藤 与えられたテーマを研究して、博士号を取る。

片岡 そうです。

佐藤 亀田総合病院というのは日本の中でも一つのロールモデルとなる病院ですね。患者の評判もすごくいい。片岡先生から見て、どういう病院でしたか。

片岡 私が思っていることをひとことで言えば、医者が働きやすい病院です。具体的には、病院側が個々の医者の良心を信用してくれて、自由にやらせてくれました。だからこそ、全国から優秀な若手医者が集まってくるんですね。上から「これをやれ」と指示されるピラミッド型組織とはちょっと違うシステムがあって、個々の医者たちがいろいろなことを深く考えつつ、自分の力でやりたい医療をしていくことができる。

なおかつ、ベテラン医師は優秀な先生たちが揃っています。私の生涯のメンターであり、「医師の鏡」として尊敬している望月隆弘《もちづきたかひろ》先生との出会いも亀田病院でした。士気の高い専門家集団に加われて、本当に楽しい四年間でした。

朝七時からの個人授業

佐藤　東京からは通えないですよね。

片岡　はい。ですから、亀田病院の前のアパートに住んでいましたけど、病院まで歩いて二、三分なので、ほとんど病院に住んでいるような感じです。それで思い出しましたが、亀田病院の何がいいかと言うと、やっぱり「人」なんです。みんながいい医者なんですよ。みんながみんな、やる気が旺盛でした。

私は腎臓内科に派遣されたわけですが、亀田での四年間、研修医に教える時間は朝七時から日常臨床が始まるまでの二時間でした。通常業務は朝九時から夕方五時までですから、「業務時間内に教えるのは無理だけど、朝七時に来たら教えるよ」と言って、朝の一、二時間で教えていました。そうすると亀田の若手医師たちは、みんな喜んで来るんですよ。もう一生懸命、目を輝かせて話を聞いてくれる。これは他の病院ではあまり見られないことです。そこが亀田に集まってくる若手医師たちのすごさかもしれません。

佐藤　亀田総合病院は、鴨川市の町おこしにも役に立ってますよね。そういえば、以前、NHKの『ドキュメント72時間』で亀田が紹介されたことがありました。

片岡　私もそれは見ました。

佐藤　お医者さんや看護師さんたちが本当によく働いていて、私が女子医大で見ているお医者さんたちもがんばっていますが、亀田のお医者さんたちはひじょうに好感が持てる感じである一方、すごく大変そうでした。

片岡　医者は一人一人がみんなああいう生活をしているんです。あの番組は亀田病院の雰囲気をよく捉えているなと思いました。医師の控え室に戻って、椅子の上で横になって仮眠を取っている先生がいましたが、ああいうことは私たちもやっていましたね。しかし、やっていて疲れないというか、やりがいがあってやっているんです。

佐藤　そこのところは苦にならない。

片岡　まったく苦にならないんです。

無報酬でもかまわない

佐藤　そういう形の激務がお医者さんにはある一方で、さらにボランティア的な要素も仕事の中にはたくさんありますよね。

片岡　私に限らず、多くの医者は「九時五時で働く」という感覚とは無縁でこれまで仕事をしてきたと思います。たとえば夜七時とか八時に自分の患者さんが悪くなれば、患者さんの病態が落ち着くまで治療にあたります。それが当たり前で、そこに報酬が発生するわけではまったくなかった。しかし、今はだんだん形が変わってきました。

佐藤　時間で引き継ぎになっている？

片岡　働き方改革の影響で勤怠管理が厳密になってきて、時間外勤務の手当を出す方向にもなってきました。女子医大もそうなってきています。しかし厳密な勤怠管理をされると、かえって医者のボランティア精神が軽んじられているような気もします。

ボランティアと言えば、私は今、自分の専門としている病気のガイドラインを作る仕事をしています。そういう場合、厚生労働省で分科会を作って、担当医師が任命され、医者たちが集まって「どういうガイドラインを作ればいいか」という会議を何度も開くわけです。これは何十時間もかかる作業ですが、すべて無報酬です。ボランティアというのは自分の意志でやることですから、基本的にそれでわれわれは全然かまわないんです。しかし、世の中全体が個人主義、新自由主義的な価値観に染まってくると、社会貢献のための行動が馬鹿らしく感じやすくなるのも事実でしょう。

幸い医療は本質的にボランティア精神と親和性が高いので、たとえば専門医の莫大な時間と労力を投入して作成される診療ガイドラインについても、ガイドライン作成委員は何の違和感もなくすべて無報酬で引き受けます。国民全体の診療方針を決めているガイドラインが医者のボランティアで作られているというこのような事実はあまり知られていないと思いますが、そこには「医者の集団としての矜持《きょうじ》」が投影されていると思いますし、「学者・研究者の奉公特性」も反映されているようにも思います。

佐藤　論文の査読も無報酬ですか。

片岡　研究者が書いた論文が専門誌などに掲載されるためには、査読を経ないとなりません。これは医学に限った話ではありませんが、その論文の内容が正しい手順で書かれたものか、またデータに誤りがないか、などといったことを第三者がチェックするのが科学の世界のルールです。

査読をするためには、その分野の専門知識が当然要求されますし、論理的な誤りがないかということもしっかり読み込みます。時間も集中力も要求される作業ですが、これはみんなボランティアですね。そうしたチェックをお互いやっていくことで、科学の世界は成り立っているとも言えます。

佐藤　査読では相当、細かいところを調べる必要も出てきますね。

片岡　たとえばその研究者が前提としていることは、本当に正しいことかということから調べるので、そこで引用されている論文を読む必要も出てきます。そこにもやはり相当な時間がかかります。

佐藤　一本の論文を査読するのに、どれくらいかかりますか。

片岡　ケースバイケースですが、論文にコメントを入れることもありますし、いろいろなやりとりをすることもありますから、時間で言うと五～一〇時間くらいですかね。まあ「これはダメだ」ということで落とすときは、さほど時間はかかりませんけども。

佐藤　あまりにも出来が悪い論文の査読はすぐ終わる。

片岡　査読の依頼があったときに、「やりません」と断わることも権利としてはもちろんありますが、第三者の査読を受けて論文が発表されていくシステムのもとに医学界は成り立っています。査読を経ているからこそ、私が他人の論文を参考にする場合にも「それが正しい手続きに従って書かれたものなのか」「この論文を信じていいのか」というところからいちいち始めなくていい。

佐藤　無駄な時間や手続きが省略できるわけですね。

片岡　多くの研究者たちが知を結集させて科学的真実を追究してきた、そういう積み重ねがあるからこそ、今の私も研究を進められるわけです。科学は「フェイク」と戦わなければなりません。だからこそ、みんな当たり前のように査読を引き受けています。査読はいわば「縁の下の力持ち」で、日々の診療、日々の研究、日々の教育を支えています。医学に限らず、どの分野であれ、そこはみんな一緒です。

病と戦う——「異質なもの」との対峙《たいじ》

片岡浩史

内科医の一人として

私は、腎臓病を専門として大学病院で勤務しているありふれた内科医の一人だ。たまたま作家の佐藤優さんの慢性腎臓病の主治医を務めさせていただき、縁あって、このような機会を与えていただいた。

せっかくの機会なので、私が日常診療を通じて考えていることを少し書きながら、佐藤さんの公的危機や私的危機について、読者の一人としてコメントを入れてみようと思う。特に私的危機の原因は病気なので、主治医として目を背けてはいけない重大な危機だ。

患者と医者が出会うとき

人と人が初めて交わるとき、誰しもが一定の緊張感に包まれる。とりわけ健康や生命に関わる病気が関係してくると、不安もあいまってその緊張感はさらに高まる。きっと、多くの患者さんが初めて病院を受診するときは、とても不安で緊張されていることだと思う。

そのような緊張感、実は医者側も同じだ。医者はその扱う仕事の特殊性からつねに緊張感を強いられるが、外来で新しい患者さんを診察するときも、必ずある種の緊張感を持って臨んでいる。

「どんな病気だろうか？」

「重症度は？」

「緊急性は？」

「治療が効くタイプ？」

「患者さんのキャラは？」

考えることはいっぱいある。

患者が病気であれこれ考えたり悩んだりするのと同様に治療側の医者もあれこれ考えて悩む。病気という強大な敵の前では「患者」も「医者」も基本的に虎に睨まれた兎のようなもの。強い敵に立ち向かうためにはまず、仲間を一人でも増やして、よいチームを作っていくしかない。

印象的な「患者引継ぎ」

元来、私は記憶力が弱いほうで、そのことを友人・家族からもよくつっこまれるが、佐藤優氏と初めて会ったときのことは別だ。

一〇年ほど経った今でも、そのときのことを鮮明に思い起こすことができる。「緊張感」

にはヒトの記憶力を向上させる効能があるのかもしれない。

作家佐藤優氏と私の初めての出会いは先輩の潮平俊治先生（67ページ参照）からの患者引継ぎから始まった。

「かたちゃん！　佐藤優さん知ってる？　いっぱい本書いている有名な作家だよ」

「あ、そうなんですか」

「ほら、あの鈴木宗男事件でラスプーチンと言われて……」

「あー、何となく覚えています。あの、怖そうな……」

「いっぱい本出している人だから読んでおいたほうがいいよ」

「分かりました。少し読んでおくことにします」

といったやりとりが佐藤さんの申し送りだった。

思い出せる範囲では、潮平先生からの申し送りは、「佐藤さんが作家である」という話だけで病気についての話はまったくなかった。

そのとき私は佐藤優氏の本を読んでおくと空返事《からへんじ》をしたが、残念なことに潮平先生の申し送りをまったく活かすことなく本番を迎えてしまうこととなる。

そう――作家・佐藤優氏の著書を一つも読むことがないまま、あっという間に佐藤優氏は私の外来にやってきて、マスコミが流した鈴木宗男事件のイメージのまま、「強面《こわもて》」がウリの「外務省のラスプーチン」と私は対峙《たいじ》することになったのだ。

「外務省のラスプーチン」との遭遇

「外務省のラスプーチン」の初診当日、潮平先生の善意の前情報のおかげで、いつもよりも「かえって無駄に膨張」した緊張感に包まれながら、私はおそるおそる電子カルテをクリックして「佐藤優さん」を診察室にお呼びした。「ポーン」。呼び出しの電子音が鳴ると、すぐに扉が開き、テレビなどで見覚えのある「あの顔」が診察室に入ってきた。

「ん?」

第一印象は「静かでおとなしい人」という感じだ。

「少し予想と違うな」

「ずいぶん腰の低い人だな」

「強面かと思ったけれども穏やかな感じだな」

一瞬、私の緊張が解けるような感覚になる。

ところが——いざ病気について問診してみると、雰囲気一変。とてつもない早口で、次から次へといろんなことを話してくださる。

自分の体のこと、病気のこと、何でもすべて知っていらっしゃるような感じだ。ものの数秒で佐藤氏がとんでもなく頭がよい人であることが分かった。

「いつどこで、どういうことがあってどのような薬が出た。薬を飲んでどのようになった」、といったようなことを年月日まで（場合によっては時刻まで）詳細に記憶されていて、病気の詳細をまるで湯水があふれ出てくるかのように話してくれた。

私はただただ、その記憶力の完璧さに唖然《あぜん》とするばかりで、「天才とはこのような人のことか」などと考えながら話を聞いた。

「圧倒されるとはこんな感じか……」

頭の中がビックリしてひっくり返りそうになっている。

とはいえ――私も医者だ。

治療については医者としてしっかりと正確に伝える必要がある。患者の都合や理屈・話術に、ただただ圧倒されてばかりいてもダメなので、少し雑談をいれてみることで佐藤氏の圧力をかわしてみることにした。

まずは共通の友人の話だ。運良くたまたま、大学時代の友人が佐藤氏と同じ外務省に勤務していたので話をふってみる。しかし、残念なことに佐藤氏の反応がいまいちだ。

「ダメか」

そのとき、佐藤氏の奥様が助け舟を出してくれた。

「知ってますよ」

奥様が私の友人を知ってくださっていたおかげで、少し話題が広がり、病気のことだけで対峙していたそれまでの雰囲気が徐々に和らいでいった。何となく、「ラスプーチン夫婦」との距離がぐっと近づいてきた。

よし、このタイミング——少し信頼が得られた、という自分の感覚をとにもかくにも信じてみて、今度は私から話を切り出した。

佐藤さんが典型的なメタボで食習慣の見直しが必要なこと、減塩減量は簡単なようで簡単でないことなどを説明し、理解してもらった。

生活習慣病の治療は、患者さん自らが治療に対する覚悟を持たない限り、成功はない。

幸い、佐藤さんはいわゆるインテリで、頭のよい人だ。「問題点だけ指摘すれば、あとは自分で前向きに治療をすすめてくれることが期待できる」と私は判断した。病気とその治療法について医者と患者の意見が合えば、もう大丈夫だ。

病気が生活習慣病の場合、医者は「応援団長」になれば十分で、あとは患者さんが自らを主役にして本気で病気と闘ってくれれば、多くの場合、治療は成功に向かう。

診察室の扉を蹴り上げる患者さん

「ドガッ！」

ある日の私の腎臓病専門外来で、高齢の女性患者さんを診察しているときに、診察室全体が揺れんばかりの音が響いた。怯えた表情の患者さん。私もこれほど大きな音を診察室で聞いたことは経験がない。一体、何が起こったんだろう？

看護師がすぐに扉を開けて対応した。すると中待合室から「いつまで待たせるんや！」。苛立《いらだ》ちを含んだ男の図太い声が聞こえてきた。

対応した看護師さんは、私に「誕生日が同じ」と言って、いつもワイワイがやがやと話しかけてくる半澤《はんざわ》さん。

関東には珍しい関西風味のお姉さんで、かつてはお笑いタレントを目指していたそう。芸能人にも友人がいるらしい。

その半澤さんが華奢《きゃしゃ》な私を体を張って守るかのように診察室を飛び出して、早速、問題の患者の対応をしてくれた。

「順番にお呼びしてますのでお待ちください！」

私も現場の責任者として、即座にそのならず者と対峙しなければならない。

私は目の前の患者さんに「ちょっとだけ、待っててくださいね」と声をかけてから、半澤さんに遅れまいと参戦した。

このような場面、実は昔、ＪＲ西日本で駅員や車掌として働いていた頃に、幾度となく経験している。

経験上、「正しいことを曲げないこと」、「相手に一歩近づくこと」、「合わせられる部分があればなるべく相手に合わせること」が異常事態を収拾させるポイントと考えている。「特別扱いをしないこと」も大事だ。私は覚悟を決めていつものルーティンを実行した。

他の患者さんと同じように向き合う

災害や病気に対応する場合とは違い、人間によって何らかの異常事態がもたらされたときは、「まずはその異常行動がなかったものとして一度対応する」ことを私は心がける。

頭の中では「今何か起きた？　扉蹴られた？」「えっ？　嘘でしょ」など、いろいろなフレーズが飛《と》び交《か》っている。

「何かの間違いに違いない」

「決めつけはダメだ」

「きっとなんにも起こっていないよ」

「いやいやいや、大丈夫、大丈夫！」

同じような不安が何度も何度も頭をめぐる。

とにかく、何とかしなければならない――私は心の中では身構えつつも、まずは何ごともなかったかのように振る舞いながら相手のほうに歩を進めていった。

まずは中待合室に響き渡った怒声は一度キャンセルだ――努めて堂々と、かつ、きわめて平静を装って。

「どうされました？　大丈夫ですか？」

いつもと同じ「平和」があたかもそこにあるかのように、私はその患者に声をかけた。

患者さんの「病状確認」――医療現場で必ず行なわれる行為で、患者さんと医療スタッフの最初の会話でもある。

病院で日々無数に使われるこの声かけは、医療現場における挨拶のようなものだ。患者

集英社インターナショナル 出版案内

発売：集英社

5・6 2023

※表示価格は消費税10%を含んだ定価です。

6月7日発売　新自由主義は医療をも破壊した！

教養としての「病」

佐藤 優（作家、元外務省主任分析官）
片岡浩史（腎臓内科医、東京女子医大病院）

週に3度の人工透析、前立腺癌、心臓冠動脈狭窄――数々の病と闘いながら執筆を続けるのはなぜか？日本を代表する知性が異色の主治医と語り合う「本当の医療」のあり方。そして医師と患者の絆について。

定価1,034円
8124-6

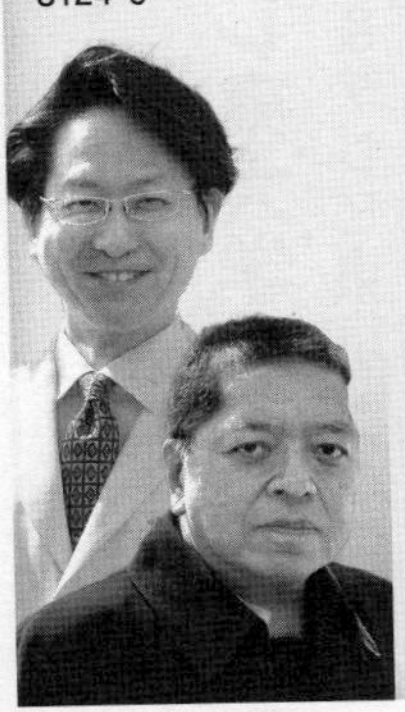

6月7日発売　核のエスカレーションと新しい国際秩序

プーチンの復讐と第三次世界大戦序曲

舛添要一（国際政治学者）

ロシアのウクライナ侵攻により、核兵器使用の脅威が高まっている。果たして、第三次世界大戦は起こってしまうのか。プーチンの行動原理と世界情勢の〝これから〟を分析する。

定価1,045円
8126-0

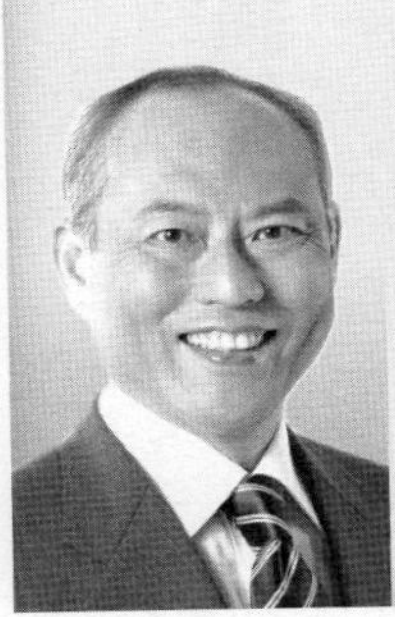

最新刊

生か、死か、お金か

日経テレ東大学「Re:Hack」白熱講義録

ひろゆき&テレビ東京・著

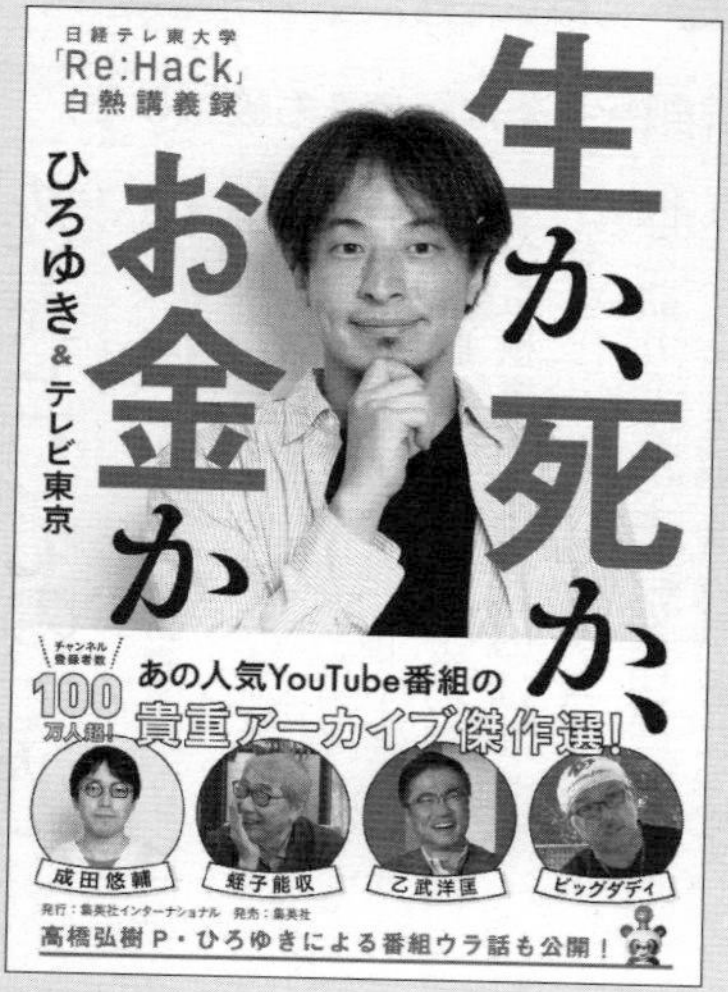

ひろゆき×成田悠輔で話題の人気YouTube、書籍化！

人気YouTube『日経テレ東大学』よりひろゆき×成田悠輔MCで話題となった「Re:Hack」の貴重アーカイブ傑作選！　反響の大きかった蛭子能収、乙武洋匡、ビッグダディ登場回を収録。高橋弘樹Pによる番組ウラ話も。ファン必携！

四六判ソフト　定価1,980円　7421-7

にとっては、医者との「架け橋」になる。

診療室の扉を蹴り上げたのは患者のMさん。かなり眼光鋭いお兄さんだ。腕には刺青、身長一八〇センチメートル以上あり、背の高い私でも見上げる感じだ。一見して医学的な緊急性はない。トリアージ終了。

「もうすぐお呼びできますから、少しだけお待ちくださいね」

彼はひとまず分かったというような顔をして椅子に座ってくれた。

「ふーっ……」

相手に合わせた言葉のキャッチボール

高齢女性の診察を済ませた後、私はMさんを診察室に呼び入れた。

「ガラッ」

一瞬、扉が音を立てたかのような気がしたが、それは気のせいだろう。診察室のスライド扉は音を立てない構造になっている。まだまだ私が完全に落ち着いていない証拠だ。

私はMさんが某大学病院の分院から持参した紹介状を見た。

「当該患者は暴力行為を働いたため当院を出入り禁止となりました。つきましては以後の治療をお願いします。以前、大学で腎生検をしてIgA腎症と診断されていますが、詳細は不明です。」

これはまた、衝撃的な内容だ。「ますます、怪しい雲行きだ」と思いつつ、とにかく初診の患者さんなので、問診をしていくことにした。

Mさん、よくよく見るとかなりのイケメンで格好がいい。芸能人で言えば、B'zの稲葉さんを一回り大きくしたシルエットで、顔は俳優の渡辺謙さんといったところか。でも、格好がよいとはいえ、眼光はハンパなく鋭いお兄さんだ。

「これは相当モテモテの人生を歩んできたに違いない」

「やんちゃもずいぶんしたんだろうなぁ」

などなど、勝手に想像を膨らませながら、まずは話を聞いた。

Mさんは、さきほどのわれわれの対応で少し落ち着いたようで、普通にしゃべりだしてくれた。

聞くと前の病院では精神科も受診していたようで、精神科の医者の話ばかりを私に訴えてきた。

「前の病院のくそ野郎の医者が精神病の薬を山ほど俺に出しやがった。薬飲んでも全然調子がよくならねぇから、腹が立ってその薬を全部その医者の口に詰め込んでやったよ」

「やばい、やばい、やばい、やばすぎる」、「規格外だ」、「私だったら、そんなことされたらたまらん……。怖すぎる」。

「一歩踏み出して、相手に合わせる」

相手を「怖い」と思ったり、「やばい」と思ったりすると、なぜか対話がうまくいかない。

そこで意識的に「たとえ怖いと感じても、怖いと思わないことにする」、そんなルーティンをJR時代によく使っていた。

そしてもう一つは「ヤンキーなお兄さんにはヤンキー風に話す」。

相手がため口なのに、こちらが丁寧語だと何となく相手の勢いに呑まれる。

そこで、普段使わない口調、いや、むしろ滅多に使うことのないその口調を少し楽しむような感じで、私もヤンキー調でフランクな感じで会話をする。

面白いことに多くの場合、この戦法でコミュニケーションがうまくいって逆に妙な信頼関係が生まれることを経験することがある。

私は努めて余裕のほほ笑み顔で言葉を返した。

「そんなことしたら、あかんやろ」

「自分がされてみ。ビックリするやろ！」

私は小、中、高、大学と滋賀県や京都府で過ごした関西人だ。しかし、両親が上品な言葉づかいだったためか、「こてこての大阪弁」が苦手で、子どもの頃から標準語で話していた。

それなのに関西を離れ、鹿児島、東京、千葉の鴨川、会津と生活の拠点を移してからは、ときに私は関西弁を使ってきた。「ちょっとひねくれもの」なのかもしれない。

実は、自分とまったくタイプの違う人と通じあうことは、案外気持ちがよいものだ。

その後、Mさんともなぜか仲良くなって、いつも楽しく会話しながら診療する関係となった。

Mさんは社会への適応障害が少しあるけれど基本的に気のいいひとで、外来にくるといつも私に「自分がやってるラーメン屋に食べにこい」と誘ってくれる。

彼のお店は盛り場にあって、飲み屋のお姉さんたちが仕事帰りに寄ってくれることを目当てに開業したラーメン屋だとか。今の世の中、そんなコンセプトのラーメン屋も成り立つらしい。

そのMさん――今も相変わらず行動が粗野だから看護師さんたちには恐れられている。半澤さんは他科の外来に異動されてしまって、今や誰もMさんに一歩踏み込むことができずにいるようだ。

私も正直、今でもMさんのことは少し怖い。

でも、幸いあのとき以来、Mさんは私に対しては一度も荒々しい態度をとることはないし、なぜかいつも嬉しそうに近況報告をしてくれる。

先日、Mさんが嘔吐と下痢で体調が悪くなったとき、予約外で診察した。大男のMさんが、顔を上げて私の顔を見た途端、「先生の顔が見れてほっとした」と涙目になった。少年のような心を持ったまま、中年になろうとしている可愛い大男だ。

怖いところもあるけれど、今やすっかり私のお気に入り患者だ。いつか時間がとれたら、夜の街のそのラーメン屋に食べに行ってみようと思う。

ファイリングの重要性

人を見かけで判断したり、レッテルを貼ったりすることはよくない行為だが、外見や態度などからなるべく丁寧に相手の考え方や「人となり、バックグラウンド」などをファイリングしていき、相手の考え方を理解し、できるだけ寄り添うようにすることは大切なことだ。

「他者の理解」は、とてもむずかしい作業で時間もかかり間違うこともあるけれど、寄り添う気持ちさえあれば、たとえ間違っても何とかなるように思う。

また、最初にした「ファイリング」も、その後もつねに上書きし、アップデートしていくことが重要だ。そういった一連の作業を継続することにより、自分とは違う考え方の人たちとの信頼関係も維持していくことができるように思う。

これまで私の患者さんのなかで、「出禁」になった患者さんは一人もいない。

「度が過ぎたわがままはけっして認めない」

いわゆるモンスター・ペイシェントに分類されるような患者さんでも、他の患者さんたちと同じ決まりごとを守ってもらうように説明し、相手が理解さえしてくれればあとはけっして排除しない。最初は手間がかかるけれども、そうすればあとは困ることはない。

医療現場が、医者の指示に基づいて医療が遂行されるシステムである以上、医者は医療現場の責任者だ。医療現場の秩序が保たれるように、責任者として「無理が通れば道理がひっこむような事態」だけは避けねばならない。

「大きい声、強い声を上げた者が勝ち」では他の患者さんが実質的不利益を被る。自分中心の、行き過ぎた個人主義は断じて受け容れることはできない。

とはいえ——最低限のルールさえ守ってくれれば、あとはもう私の大切な患者さんだ。少々の多様性はウェルカムだし、逆に私の知らない「人情味ある世界」を教えてくれる。個性のある患者さんは、ある意味、とっても刺激的で素敵な存在だ。

そういえば、Mさんが嘔吐下痢症で衰弱しきって外来にやってきたときに車いすを押していたのは、Mさんの舎弟とおぼしきお兄さんだった。Mさんに似て体がごつく、病院ではあまり見かけない派手な服装をしたそのお兄さんに、私は声をかけた。

「こんなに元気のないMさん初めて見たよ。いつもは、むっちゃくちゃ威勢良いのになぁ」

「ほんとっす。自分も初めて見ました」

Mさんの付き添いのお兄さんから、丁寧な返事が返ってきた。

「Mさん、かわいい弟分がいてよかったねー」と言いながら、とてもほっこりした気分になったことを記憶している。

「患者とともに歩む」

腎臓病は多くの場合、病気が慢性的に緩徐に進んでいく「慢性腎臓病」だ。日本全国で二〇〇〇万人近くの人が罹患している。

慢性腎臓病の特徴は

(1)「症状がまったくない」

(2)「進行がとてもゆっくりである」

の二つだ。

このことは、(1)「すぐに死ぬといったことはないからまったく慌てなくてもよいですよ」、という意味を持つ一方で、(2)「実は気づかないうちに確実に進行して、気づいたときは余命何年といった癌と変わらないくらい恐ろしい病気ですよ」という重要な意味も含有している。

「恐ろしくも基本的に無症状」である腎臓病は、検査結果からしか重症度が判断できない。

したがって、患者は定期的に血液と尿の検査を受け続けなければいけないし、医者は検査結果の異常値が訴えてくる重要なシグナルを患者に正確に伝えていく必要がある。

また、進行がゆっくりである分、患者は生涯にわたって腎臓病と付き合っていく必要がある。それはすなわち、患者と医者が一〇年、二〇年、三〇年という時間を共有することを意味する。

そのことは、病気を通じてであるが、患者と医者が「自分の仕事仲間や学生時代の友人よりも長くなる関係を結ぶ」ことを意味する。だからこそ、良好な関係性を構築し、患者の希望や生活環境を聞き出し、患者の将来まで考慮した治療をしていく必要がある。

慢性腎臓病の治療は、つねに「患者の人生プラン」や「将来設計」とともにある。

透析患者の平均余命は一般男性の約半分

腎臓は寿命を決める臓器だ。それは、透析患者の平均余命が短いことから明らかだ。

通説では透析患者の平均余命は、同年代の一般男性と比較して半分とされる。

日本透析医学会は二〇〇五年に透析患者の平均余命を一般人口における平均余命と比較して報告している。前の数字が透析患者、後ろの数字が一般人の平均余命である。

この数字を使うと五〇歳男性は、透析患者は五〇＋一四・六＝六四・六歳まで、一般人は五〇＋三〇・五＝八〇・五歳まで生きることが予想できる。

五〇歳男性：一四・六年／三〇・五年
五〇歳女性：一六・七年／三六・七年
六〇歳男性：九・九年／二二・〇年
六〇歳女性：一一・三年／二七・五年
七〇歳男性：六・二年／一四・四年
七〇歳女性：七・一年／一八・八年
八〇歳男性：三・八年／八・三年
八〇歳女性：四・四年／一一・〇年

（日本透析医学会　統計調査委員会「図説　わが国の慢性透析療法の現況」）

その後、同じ解析手法の調査は行なわれていないが、毎年報告される同学会の報告内容を考慮すれば、基本的にこの傾向は今もあまり変わっていない。

透析が必要になるような末期腎不全は、まさに癌にまさるとも劣らない大病だ。

警鐘を鳴らす

慢性腎臓病患者は大きく二つのステージに分けることができる。透析が開始されるまでの期間と透析開始後の期間である。

この二つの期間を合算すれば患者さんの余命は大まかに算出できることになる。

たとえば、両親ともに一〇〇歳で亡くなった「長寿家系の男性Aさん」が五〇歳のときに慢性腎臓病と診断されて、腎臓病専門外来を初回受診したとする。

Aさんはきっと両親と同じ一〇〇歳まで生きるつもりでいるだろう。

しかしながら、Aさんが将来、透析導入になることが確実な場合、その時点で、Aさんの余命が一般人よりも短くなることが確定する。

たとえば、Aさんの透析開始までの期間があと一〇年と腎臓専門医に判断された場合、六〇歳で透析開始となるAさんの寿命は、六〇＋（一〇〇－六〇）÷二＝約八〇歳と予測できる（透析医学会の平均余命を使った場合は、六〇＋九・九＝約七〇歳と、厳し目の数字になる）。

このように腎臓専門外来では、その患者さんの寿命をおおよそ予測することができる。

そのため腎臓専門医は、患者さんが将来、末期腎不全となって透析になることが確実と考えた場合は、その患者さんに一〇年後、二〇年後に訪れる「末期腎不全という大病」について警鐘を鳴らし、危機意識をもってもらうように努力しなければならない。

そしてそのリスクを少しでも軽減するように、治療目標を立て、生活習慣の改善指導を行なう。

たとえば減塩や肥満の改善などがそれだ。

前出Aさんに私が設定する治療目標は、九〇歳以上の健康長寿だ。つまり、一〇歳の延命を目指すということである。

平均余命はあくまで「平均」の話であって、当然個人差がある。頑張れば、平均値に反して長生きすることは可能だ。当然、私も使える武器（治療法）をすべて投入して戦うつもりだ。

専門外来では、自分の余命を知ることができる。

腎臓病に限らず、もし読者が健康診断や人間ドックなどで専門医受診を勧められた場合は、自分のライフプラン・将来設計のためにも、一度は専門外来を受診してほしいと思う。

慢性腎臓病を「必要以上に恐れない」

慢性腎臓病には、もう一つ重要なポイントがある。「必要以上に慢性腎臓病を恐れることはない」という事実だ。慢性腎臓病は基本的にゆっくり進行する。

だから、たとえ慢性腎臓病があったとしても、「生命体としての余命」が「腎臓の余命」よりも長い場合は、透析になることはない。

このような「軽症の患者さん」は腎臓病で命を落とすことはないので、安心して生活してもらうように説明する。患者を安心させることも、腎臓病専門医の重要な仕事の一つだ。

昨今は、インターネットの情報に翻弄され、恐怖にかられて腎臓専門外来を受診される患者さんも少なくないので、無駄な心配を取り除くのはとても大切なことだと私は考えている。

本当は、慢性腎臓病を恐れるべき人たち

では、逆にどんな人がもっとも慢性腎臓病を恐れなくてはいけないのか。私なりに考えている答えを先に言えば、それは「肥満患者」、あるいは「若年~中年の男性」である。

両方の特性をあわせ持つ「肥満で、若年〜中年の男性」となると最強だ。

そしてさらに、その患者さんの検査所見で、「尿たんぱく陽性」の場合は、かなりの確率で将来透析になる（A Body Mass Index-Based Cross-Classification Approach for the Assessment of Prognostic Factors in Chronic Kidney Disease Progression - PubMed (nih.gov)）。

そう、佐藤優さんも、私の初診時にそのすべての条件にあてはまっていた。

だから、その時点で余命についてしっかり説明し、「肥満と慢性腎臓病の恐ろしさ」について警鐘を鳴らす必要があった。

属性に基づく医療（ABM）とは

現在、私は「属性に基づく医療（ABM：Attribute-Based Medicine）」という概念を提唱している。今回の対談本の企画に合わせて、「肥満という属性と腎臓病」について医学総説論文も報告した（Frontiers | Visceral fat and attribute-based medicine in chronic kidney disease (frontiersin.org)）。

詳細は論文を見ていただければと思うが、簡単に言うとABMとは、「患者の多様性に合わせた医療を実践すること」を目指したもので、患者を一人一人の個性・属性で「ファイリング」して、医療の質を高めていくことを目的とした医療だ。

属性とは、「あるものに共通して備わっているとされる性質や特徴のこと」である。代表的な属性に「性別」や「年齢」などがある。近年注目度が増している「性差医療」や「老年医学」もABMの一つということになる。

慢性腎臓病においては、先ほど述べたような「男性」「肥満」「若年〜中年」「高血圧のある患者」「尿たんぱくのある患者」といった属性が腎予後不良の属性（腎臓が悪くなる・将来透析になる患者さんの特徴）にあたる。

読者でそのような属性を持った慢性腎臓病患者さんがいれば、継続的にしっかりした治療を受けていただければと思う。

「慢性腎臓病」という同じ病名で診断されても、腎予後が悪い属性を持っている患者さんと持っていない患者さんでは、重症度がまったく違う。

また、性別の差も見逃せない。医学の世界は男女平等ではない。腎臓病に関しては、女性のほうがはるかに病気に強いのだ。

属性を重視してこなかった従来の医学

実は、従来の古典的な統計学が支配してきた科学の世界では、これまで「属性の違い」「サブグループの違い」というものを「統計学的にはみ出してきた偶然の産物」として、意識的に軽視してきた歴史がある。

「人間はみな同じ」といった仮定のもと、「男性の研究で証明された結果を女性にもあてはめる」、「若年患者の結果を高齢者にもあてはめる」といったことを古来ずっと行なってきた。私は医学における属性の違いに関心を持ち、古典的統計学で軽視されがちな「サブグループ解析」「属性に基づく解析」をあえて積極的に行なってきた（Urate-lowering therapy for CKD patients with asymptomatic hyperuricemia without proteinuria elucidated by attribute-based research in the FEATHER Study - PMC (nih.gov)）。

多様化時代のABM

おそらく、これからの科学界は「属性に基づく医療（ABM）」を重要な研究対象として取り組んでいかざるを得なくなるものと思う。

ここ二〇年で「エビデンスに基づく医療（EBM：Evidence-Based Medicine）という言葉

は世界中に広まった。ＥＢＭは、医療を医師の主観的な考えではなく、大規模臨床研究などで示された客観的な証拠に基づいて行なうことを目指したものであり、近年の医学・医療の発展の礎《いしずえ》を築《きず》いた。

一方で、社会の多様化が進む中でこれからの二〇年、きっと「属性に基づく医療（ＡＢＭ）」という言葉が世界の医療現場に普及していくに違いない。私は勝手にそう信じている。

ＥＢＭとＡＢＭ――あえて韻《いん》を踏《ふ》んで命名したことが奏功して、「患者さんの個性に合わせた医療」がもっともっと世界中に広がることを心から願うばかりだ。

「病気はシンプルに、患者は多面的に診る」、私の基本的な診療スタイルだ。

佐藤優さんの主治医として

私は、佐藤さんが透析導入するまでの約一〇年の期間、腎臓病主治医という役目を担当し、そのご縁でこのように佐藤さんと対談する機会も与えていただいた。

運がよいことに私は「医者と患者」という特殊な関係性に守られていたため、あまり教養がないにもかかわらず、「知の巨人」である作家・佐藤優氏と建設的な人間関係を構築することができた。

天才であるにもかかわらず、人情深く、優しい——そんな佐藤優氏に触れ合うことができたことは、私のかけがえのない財産だ。

佐藤優さんは、医者の立場から見れば、ある意味、とても「優等生」の患者だった。医者の指示に意見することなくすべて従ってくださった。「知の巨人」であるにもかかわらず、「もの言う患者」にもならず、「モンスター患者」にもならなかった。ご自身の仕事が忙しくて、医療はすべて医者任せの部分もあったのかもしれない。また「餅は餅屋」の考えを徹底された一面もあったであろう。

医療の現場においては「権威的なパターナリズム（父権主義）も重要」とのお考えもあるようだった。

「医者は患者に迎合的な姿勢を見せるよりも、パターナルに指導するほうがよい」という佐藤優さんの考えにしたがえば、私は患者・佐藤さんにとって「物足りない医者」だったと思う。

私は基本、患者さんに迎合的だ。医療現場におけるパターナリズムの重要性は、もちろん私も知っている。患者の意向をなるべく尊重しようとする私の医療は、ともすれば「中途半端な医療」「不完全な医療」になってしまうリスクがある。だから腎臓病の主治医として「ベストの治療」が佐藤さんにできたのかと問われれば、けっして自信をもって「イエス」と言うことはできない。

「反省するとすれば」

思い返すと、佐藤さんの外来初診時に、「病気の問題点だけ指摘すれば、もう大丈夫」と私は判断した。あの判断は、はたして本当に正しかったのだろうか。

今、私は、「一〇年前にもっと権威的に指導するべきだったか」と反省する気持ちを抱えながらこの文章を執筆している。

一〇年間、私は佐藤さんとの人間関係の構築に力点を置いて、政治・外交・教育談義中心の診療をしてしまった。パターナリズムを重視する佐藤さんには、もっと厳しい患者指導をするべきだったのかもしれない。

「患者の余命宣告は、基本的に腎臓外来初診時に強めにして、透析導入時にはやや控えめにする」というのが私の基本スタンスだが、どうも佐藤さんの腎臓外来初診時にハッキリと余命宣告をしなかったように思う。

本来であれば「透析導入までは、患者さんのお尻を何度でも何度でも叩いて生活習慣改善の応援をする」ところだ。佐藤さんのお尻をどこまで厳しく叩けたか、佐藤さんが自分の余命のことを心配して落ち込みがちになった今、主治医として佐藤さんの治療をやり遂げたという気持ちはあまり持てない。

患者の数だけ失敗は増える

「人の病を治すこと」「人を死から救うこと」が医者の役目であるとするならば、すべての医者は「長い目で見れば敗北する」ことになる。

特に年齢を重ねれば重ねるほど、患者が抱える合併症は増え、病気は進行していく。自分の治療が最善であったのかどうか、その問いは医者にとってはかなり残酷な質問で、おそらく多くの医者は多かれ少なかれ自責の念を持ちながら、仕事をしているのではないだろうか。「患者の数だけ失敗は増える」。いや、医師の仕事は長い目で見れば、「ほぼすべてが敗北」と言っても過言ではない。

死なない患者さんはどこにもいない。長い目で見れば、みんな寿命を迎えることになる。

「だからこそ」

「ほぼすべてが敗北」のような医者の仕事を続けていると、自分ができることは、その「敗北感を次の患者さんにしっかり伝えていく」ことだと強く思うようになる。

特に慢性疾患の場合、その原因は患者さんの若いころに遡《さかのぼ》る。自分を健康だと思い、将来、病気になるとは想像していないようなときから、その患者さんが将来苦しむであろう病気の恐ろしさを伝えることが医者の役目だと思う。

患者の苦しみや悲しみ、やり場のない悔しさを知っているのは、その家族と医療スタッフしかいない。そして、その悔しさや苦しみを「次の患者」に最初に伝えることができるのは医者しかいない。私が予防医学に力点を置いてきた理由は、そこにある。

病気の芽は二十代からすでにある

二十代、三十代、四十代、五十代、六十代——この段階でいかに健康的に生活することが大事なのか。これからも私は警鐘を鳴らしていきたいと思う。

進行してしまった慢性腎臓病を「ないものにする」ことはできない。しかしながらまだ手の打ちようがある段階、すなわち腎臓病のステージが進行する前の人であれば、何とかなる。

希望の光

佐藤優さんは、奥様から腎移植することが決まっている。

一〇年前の初診時に、佐藤夫人とは一度お会いしただけだったが、二〇二一年七月、私はその奥様から突然連絡をいただいた。

「片岡先生　突然の連絡大変失礼いたします（中略）。夫の経過が芳しくない場合、私がドナーとなって腎移植を行なうことは考えられませんでしょうか？（中略）夫に一度話をしてみたことはあるのですが、肥満体ですぐに手術は無理、術後拒絶反応が出る可能性が高い、私に負担をかけたくないなどの理由で否定的な反応でしたが、透析になれば寿命は一〇年未満だろうと落ち込んでいます（中略）。腎移植が医学的にむずかしいのであればしかたないのですが、もし可能なのであれば私としてやれることはやりたいと思っています。私からの腎移植が現実的なのかどうかについて片岡先生のお考えをお伺いできませんでしょうか？」

佐藤さんは、私の外来で「生活習慣病は自分の責任だから妻から腎臓をもらう気はない」と明言されていた。

私はそれまでその佐藤さんの考えを尊重してきたが、奥様の意向を伺った時点で私の治療方針は変わった。

次の佐藤さんの外来で、私は「パターナル」に腎移植を勧めた。

病であれ、老化であれ、人はつねに「受け容れがたいもの」に脅かされている。けっして受け容れたくない現実なのに、敵はまったく立ち去ってくれない。

それでも——患者も医者も現実を受け容れるしかない、そしてできることを尽くしていくしかない。

幸い、私が働く東京女子医科大学は腎移植に関して日本一の病院だ。佐藤さんは現在、日本の透析医学界を牽引されている土屋健《つちやけん》先生と花房規男《はなふさのりお》先生に日々の透析管理を受けている。そして頼りになる泌尿器科の先生方がきっとうまく進めてくださるはずだ。

青くさ人間関係モデル「1＋1＝4」

私は「昭和な人間」だ。五十歳を超え、人生の折り返しを過ぎてもなお、青くさいことを考え、泥くさく生きている。

今回の佐藤優さんとの対談でも、同業者から見ればずいぶんと青くさい話をしたように思う。せっかくの青くささついでにさらに一つ、私の考える「青くさ人間関係モデル」を最後に提示してみようと思う。

まず、二人の「A」と「B」という人間がいるとして、それぞれを「1」と定義する。ここで質量は、「あげたり」、「もらったり」、「交換したり」することができ、「1＋1＝2」というニュートン力学的な「質量保存の法則」が成り立つ。しかし近年は、クローン技術が発達して、自分の「コピーを使って相手にプレゼントする」ことができるようになった。

このような時代、もっとも理想的とされる人間関係パターンは、言うまでもなく、お互いが相手を「信頼」して、自分の質量をコピーしてプレゼントしあうものだ。AとBがお互いよい影響を与えあい、進んで「自らのコピー」を相手に与える。

その結果、AもBも質量2の存在になる。さらに、一緒に仕事でもしたり、一緒に暮らしたりとかすると、最上級レベルの「質量掛け合わせの技」が発動され、「2×2＝4」あるいは「2＋2＝4」の価値が生まれる。対談である本書はきっと質量「4」のものになっていると信じたい。

二項対立がもたらす質量低下の世界

だが、その一方で異常事態があると、人間は最低と思われる人間関係をつくってしまうことがある。

AとBのどちらか、あるいは双方が、質量1から「不自然に膨張」してしまい不安定質量の「Ⅳ1（1以上）」となるパターンだ。

たとえば、「A」が不自然に膨張すると、**図1－A**の「ぼーくん」のように「頭イガイガの状態」になる。そして、この「頭のイガイガ」は相手を「破壊」したり、相手から「モノを搾取」する力を宿しているため、人間関係にハレーションが生じる。

図1－Bで「へいわちゃん」は「ぼーくん」に搾取され泣いている。

図1－Cでは「へいわちゃん」も「ぼーくん」のように頭イガイガになって戦っている。

図1－Bでも、**図1－C**の場合でも、このままの状態が続けば、「ぼーくん」「へいわ

ちゃん」ともに「破滅の道」に至ることは自明だ。

このような異常事態、どうやって収拾すればよいのだろう。

方法は一つ――「頭のイガイガを取り除く」。それだけだ（図1-D）。

ところが最近の世界では異質なものに対する、行き過ぎた二項対立が席巻《せっけん》している。

敵か味方か――この二項対立的アプローチはあまりにも危険だ。

お互い頭のイガイガだけを取り除けば済むのに、異質な相手を完全に否定しようとする。

そこに質量「4」が生まれる余地はなく、せいぜい「1・5×0・5＝0・75」か、下手《へた》すれば「2×0＝0」の世界だ。また、激しい対立軸は双方にひび割れを生じるので、「自壊」によるさらなる質量低下も生じかねない。

「ロシアvs.ウクライナ」

「中国vs.アメリカ」

「ロシアvs.アメリカ」

そこにイガイガはないだろうか？

地球全体の質量が低下してしまう前に、双方の当事者が「頭のイガイガ除去」をしてくれることを願うばかりだ。

図 1-A

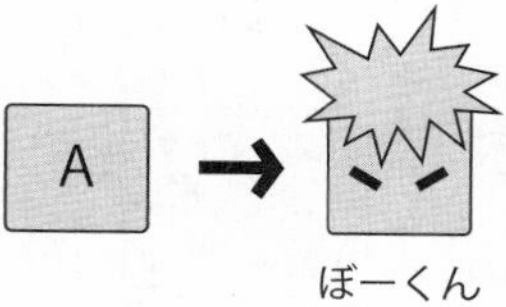

図 1-B

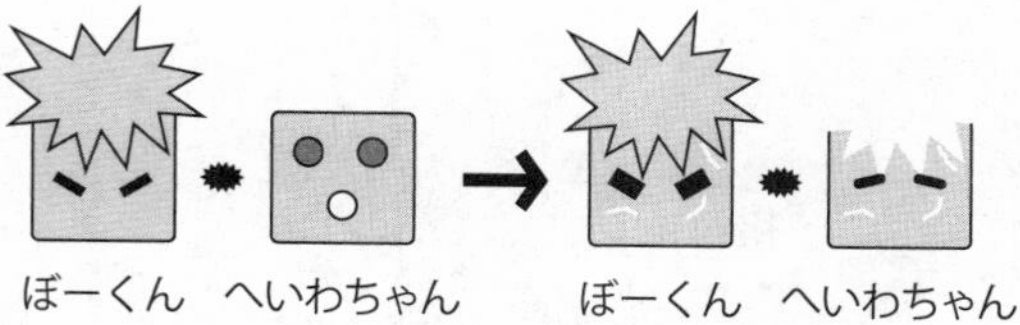

図 1-C

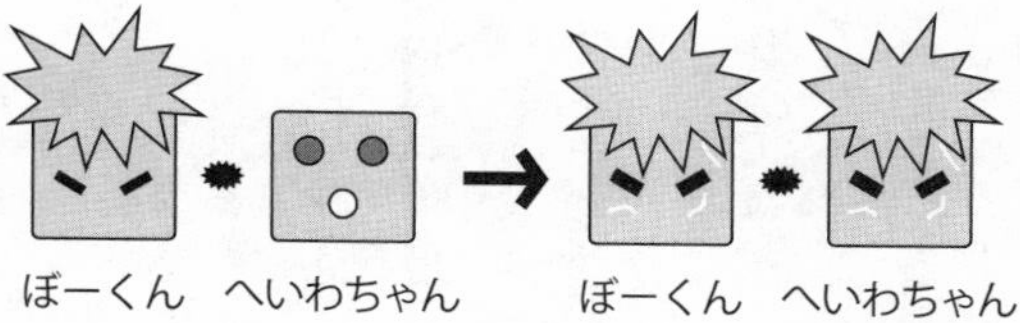

図 1-D

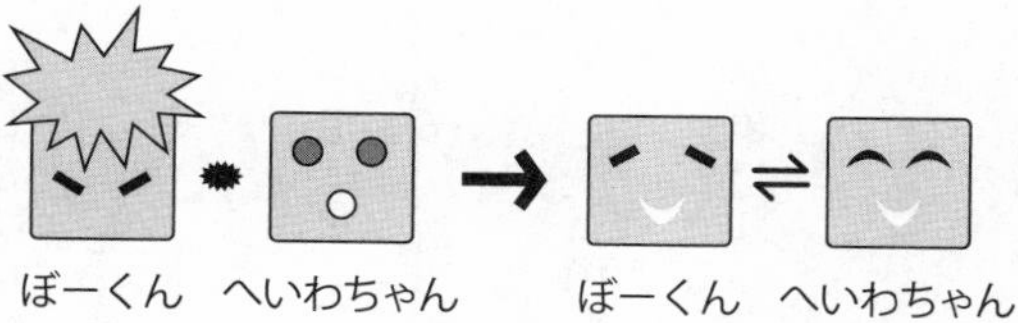

信頼がない関係性では足し算も、かけ算もできない（図2－A）。

膨張した自我は争いを惹き起こす。憎しみ争いあう戦場に幸せが生まれることはない。戦場に人は住むことができない（図2－B）。

唯一、絶対なるものとは

人と人、国と国、文化と文化、あらゆるものが相手の価値観を否定するのではなく、信頼のもとに、寛容な心を持って相手の価値観を受け容れて取り込めば、どんなにかよい世の中が来るだろう。

イガイガを取り除き、コミュニケーション・チャネルを開通させれば、人と人、国と国、文化と文化が有機結合する。

この多様性の時代、二項対立に陥らずに人類が繁栄していくためには「平和だけが唯一絶対」だと私は信じる。

頭のイガイガをとれば、再び手と手を繋ぐことができる（図3－A）。

人々が手と手を繋げば、地球全体の平和を生み出すことができる（図3－B）。

平和を目指した「異質な存在との共存共栄」という考え方は、別に新しい思想でも新し

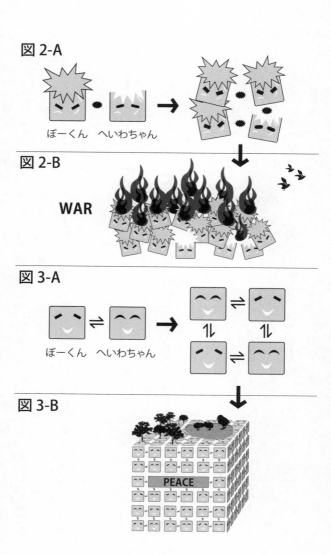

図 2-A

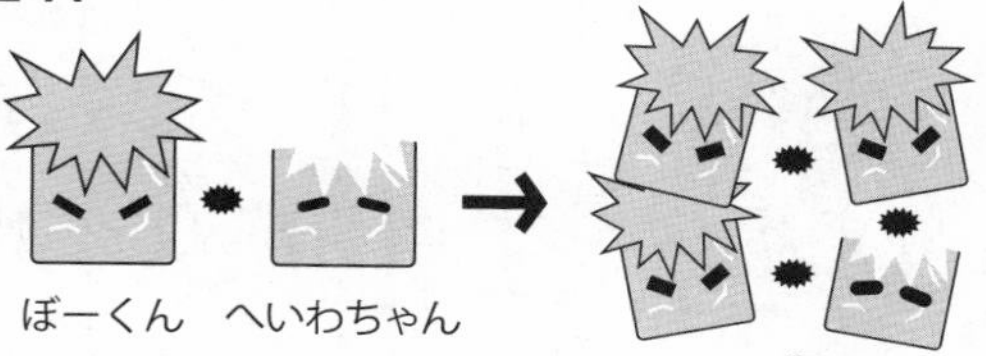

図 2-B

図 3-A

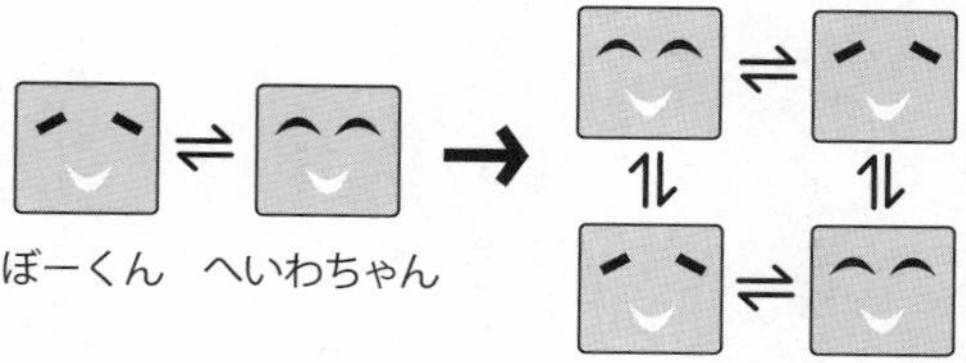

図 3-B

い哲学でも何でもない。クローン技術やニューロン力学もない太古から言われていることだ。つまり科学技術の進化を超えた人類普遍の真理だ。

ロシアとウクライナの「即時停戦」を唱える佐藤優さんは、おそらくそのようなことを考えているのだと思う。

人の命を脅かす「大病」とともに

今、佐藤優さんは、生命体として危機にさらされている。

人の世は、生きれば生きるほど、受け容れがたきを受け容れて歩んでいかざるを得ない。まさに、苦しいことばかりだ。

しかし、どんなに敵が強大で「受け容れがたいもの」であっても、その強大な刃さえ取り除けば、受け容れ可能な存在に必ず変わる。

大病だってそうだ。うまくコントロールすれば、佐藤優さんを「病という異質なものと共存する最強の存在」に昇華してくれるはずだ。

医者は、進行した病期にある「大病」を前にして、基本的にできることは少ない。ただ寄り添うだけだ。

それでも──まだ何かできないか。たとえ可能性が少なくなっても、「病の刃」を抜き取る方法はないか。それを患者とともに模索しなければならない。ただ寄り添うだけでなく、患者が許す限り、まだまだ応援したい。

第四章　新自由主義は医療に何をもたらすのか

医局制度とは何か

佐藤　日本は保険医療ですが、入院して大部屋に入るのと個室に入るのでは、環境はまるで違います。それから、どの大学病院でも特別枠の予約診察を行なっています。その意味では、医療の新自由主義化というのも結構大きなテーマだと思うんです。

片岡先生から見て今の大学病院のあり方、医療界全体の設計として「ここは変だ」とお感じになることはありますか。

片岡　まったく私個人の意見ですが、私は研修医の流動化をすすめた「新医師臨床研修制度」が二〇〇四年に導入される前に大学医局に入局した人間ですから、古い制度が崩壊していく様子をずっと見ているわけです。昔は医局にピラミッド型の組織が出来ていて、その中で医局員の人事が行なわれていましたが、今は新自由主義的なものが医療の世界にも入ってきています。

たとえば、民間のビジネスが医局とは関係なしに医者の斡旋、リクルートをやり出しています。それによって一人一人の医者が移動しやすくなった側面はあります。しかし同時に、本来は医療の最前線を支えてくれるはずの若手医師が収入の多さや労働負担の少なさを目安に診療科を選び、生活のしやすい都市部に集中してしまう、といった問題も出てきました。

佐藤　まず医局制度について説明しないといけませんね。今はもう、多くの人たちが分からなくなってきていますから。

片岡　昔は、大学病院の医局に、卒業生のほとんどの医者が属していたんです。

佐藤　そして医局が人事を行なう。マイナスの面としては、それこそ山崎豊子さんの『白い巨塔』に描かれているように、医局が軍隊的な組織になってしまう。

片岡　権威主義的になってしまう面はたしかにありました。

佐藤　医局にはドンみたいな人がいて、ドンに睨まれると能力があっても上に行けない――ということもありました。ひじょうに不透明な形で人事が行なわれるケースもあった。

片岡　個人が潰されたこともあったかもしれません。

佐藤　他方、医局制度には大きなメリットもありました。具体的には僻地《へきち》医療への貢献です。僻地には当然みんな行きたがらないけれども、医局の人事によって無理矢理行かされるお医者さんが昔は少なからずいました。これは僻地からすれば平等な医療が担保されることになります。そういうメリットもあったんですね。

たとえば、最寄りの産婦人科まで五〇キロ以上離れている、という地域が今はたくさんあります。産科医がゼロという離島もある。そういうところに住んでいる人たちが、はたして子どもを産むのだろうかという問題がまずありますし、冬は雪に埋もれてしまうような僻地では、お産の負担は都市部とは比較にならないくらい大変です。

医療全体の力が落ちている

片岡　そういった意味では、医局制度には社会的なメリットがありました。それがなくなっていって、医者の一人一人が医療の一般的な素養を磨く前に、若いうちからビジネス的に成功したいと美容整形の世界に行くとか、今はそういう世の中になりつつあります。私個人としては、医療全体の力は間違いなく落ちたと思っています。

佐藤　医局の解体が始まったときは「こういう閉鎖的でムラ社会的な構造は良くないから」ということでした。そこにあったのは、やはり橋本改革以降に入ってきた新自由主義です。

新自由主義と聞くと、多くの人たちは小泉純一郎《こいずみじゅんいちろう》さんと結びつけますが、新自由主義的な流れは中曽根康弘《なかそねやすひろ》さんの時代の国鉄民営化からスタートして、橋本龍太郎《はしもとりゅうたろう》さんが予算の上限を定めるキャップ制を設けたり、省庁の再編をしていく中で次の段階が始まりました。竹中平蔵《たけなかへいぞう》さんや小泉純一郎さんは、ある意味ではその完成期にいた人ですよね。それに合わせて日本の医療構造も中途半端に新自由主義化されてしまった。

片岡　僻地に行かされること、過酷な労働を要求されることは、個人としては理不尽かもしれません。

しかし、医者の仕事はボランティア的な側面に負うところが大きいんです。昔はどの医者もみんな当たり前のように死ぬほど働いていましたが、今は働き方改革ということで「休みを取れ」と言われる時代になりました。「五時で帰ってください」という時代になって、昔の医者風に「二四時間、三六五日を患者さんのために」の思いで診療してきた私としては、これでは医療のハートの部分は廃《すた》れていくだろうと思っています。また実際に廃れつつあるとも感じています。

医者の一人一人が自分の幸せを考える時代になってきたことには、もちろんいい面もあります。しかし、その結果として医療全体が悪くなっていったら、いずれ自分たちや自分たちの子どもに返ってきます。ですから私は、「みんなが社会のことを二割ぐらいは考えるべきだ」とよく思うんです。自己犠牲や一定の制限がある中での自由がちょうどいいのに、自由ばかりになってしまっている。そこが今の世の中の悪いところで、医療の世界にもいよいよそれが入ってきました。

佐藤　そうですね。誰もが片岡先生のように自分を律して仕事をするのが理想でしょうが、実際はだいぶ違います。

昔の正論を語ると、パワハラになりかねない

片岡　あらゆるタガを外せば、みんなが「わーい、自由だ」ということになって、それは多様性を超えて無秩序に繋がっていきます。だからやっぱり、今の世の中はどうかなと思うんですよね。私は今まで性善説で生きてきましたが、最近の世界情勢について書かれた記事を読んでいると、世界はカオス化しつつあって、個々の人たちはアトム化しつつあると感じます。混沌とした社会の中で、個人がバラバラになっている。

個人と社会は基本的に相対するものですから、個人が自由を押し出せば押し出すほど、社会的規範は小さくなっていきます。そこには良い面もあるのでしょうが、自由をあまりにも強く押し出すと職場や国などの共同体が衰退してしまって、そのツケは最終的に個人に戻ってきます。日本は今、崩壊に向かっているかもしれないと私は危惧していて、これは私の一般市民としての勝手な感覚ですが、社会にはやはり適度な秩序と言いますか、バ

ランスが必要ではないかと思うんですね。

佐藤　一人一人が自分を律していく。

片岡　みんながそれをできればいいですよね。昔はこういう話をすると正論だと思われていましたが、今や私も古い人間になってしまって、若手と話すと議論がなかなか嚙み合いません。若い人たちの価値観はだいぶ変わってきていますね。昔の正論が、今の正論ではなくなってきています。

佐藤　それはそうですよ。

片岡　昔の正論をあまり強く言っていると、今はパワハラということになりかねません。

佐藤　あるいは、こちらがそういう話をすると「この人にはどんな利益があるのだろうか？」と若い人たちは考えます。そういう建前的な話をすることによって、この人はどういう利益を得ようとしているのだろうか、と。

片岡　利益を得ようとしているわけでは全然ないんです。心の二割ぐらいは社会的になってほしいと思っているだけですが、たしかにそういう誤解をされてしまうかもしれませんね。

心の二割は「社会」に向けるべき

佐藤　昔の正論が廃れていく一方で、大学病院に関しては今も『白い巨塔』の影響は相当に大きいと思います。ようするに、大学病院には一つの鋳型《いがた》があって、権力闘争が激しいという見方がいまだに根強い。実際、エリートが一ヵ所に集まればそういう闘争は起こりますよ。エリートが集まって、賃金がそんなに恵まれていなければ、全員の関心はポストに向かいますからね。それはもう当たり前なんです。

しかしその中において、日本の大学病院は諸外国と比べて水準が高いし、それから基本的に誰でもアクセスできます。

たとえばアメリカなら、生活保護を受けている人が大学病院に行くなんてことは、考えられません。日本の大学病院において提供される医療は、患者の収入とは関係がない。つまり、日本医療のいい部分は意外と大学病院にあるんですよ。

ところが、ここに新自由主義が入ってくると、今でさえ医療従事者が無理して維持している部分がありますから、このままでは倒れてしまいます。そこに関しては社会全体で関心を持って、国民の税金をもう少し医療に投入しないといけない、というのが私の考えです。特に大学病院や公的病院に税金を入れるべきです。

そこのところに対する理解が少しでも高まるといいですね。日常的に本をよく読んでいて、深く思考する習慣がある人たちには、その重要性が分かっていただけると思う。

片岡　この本をきっかけに医療について考える方が増えてくれれば、と願っています。今、佐藤さんから「医療にもっと税金を入れるべきだ」というお話が出ましたが、私も本当に同感です。

医療の現場には新自由主義的発想をあまり入れてほしくないし、国が医療へ注ぎ込むお金をもっと増やしてほしいと思っています。しかし、こういう意見にはご批判もあるでしょうね。特に、今の医療の実態を知らない人たちからは「そんなことをしたら医者が儲かるだけだろう」という反発も出てくると思います。

そういう意味では、今は本当に個人主義の時代になってしまっていて、自分のことばかり考えている人、わがままな人たちが増えているように私には感じられます。先ほどから「心の二割ぐらいは社会的になってほしい」と申し上げていますが、日本を作るとか、社会を作るとか、組織を作るという発想は、やっぱりみんなが心の二割ぐらいは持っていてほしいと思うんです。

佐藤　共同体あってのヒトですよね。

片岡　そういう考え方をする人が少なくなってきたのは大問題です。医療に限らず、広くエッセンシャルワーカーとして3Ｋ（「きつい・汚い・危険」、「帰れない・厳しい・給与が安い」）の仕事をして働く方々の待遇がもっとよくなる社会になればと願っています。

エマニュエル・トッドの仮説

佐藤　フランスの人口学者で歴史家の、エマニュエル・トッドという人がいます。昨年（二〇二二年）、彼が日本に来て、三時間ほど話をしたんですが、トッドさんの話で面白かったのは「アングロサクソンの家族制度は新自由主義と結びついている」ということでした。

トッドさんによれば、人類史を何万年という単位で振り返ってみると、実は人間の家族制度はそんなに変わっていないそうです。具体的には二通りの家族モデルがあって、一つは核家族です。

核家族の相続は、きょうだいで平等に分割します。それがアングロサクソンの相続様式の基本で、これは「きょうだいが平等だから人類も平等だ」という発想に繋がります。

それに対して共同体型の直系家族があって、相続様式は長子《ちょうし》相続です。これは「きょうだいが不平等だから人類も不平等で、権威には従わないといけない」という発想に繫がる。
ところが東西冷戦が終わったあと、アングロサクソン型の家族様式が新自由主義と相性がいいために、新自由主義化が進みすぎてしまった。具体的には、共同体ということを考えない個人が突出してしまった。その一つがたとえばジェンダーに対する感覚で、今やアメリカやヨーロッパでは女性が子どもを産む機能を持っていること自体が言えなくなっています。
ここは今の医療とも関係している話で、個人がすべてだと思ったら、おそらく間違えます。われわれは共同体の中にいるわけだから。

片岡　人類は共同体の生物だという点、とても同感します。

佐藤　それから、平等という概念が世界中に広まったのはフランス革命がパリ盆地で起きたことが大きい、というのがトッドさんの説なんです。平等相続の習慣があったのは、フランスの中では例外的にパリ盆地と地中海沿岸だけで、だからパリで起こったフランス革命では「自由・平等・友愛」という原理が出てきた。そして、それが近代の礎となりました。

片岡　平等というのはパリだから生まれた概念なんですね。

佐藤　そうです。でも「すべての人は平等だ」という思想は、裏を返せば「それぞれの人の人生に違いが出てくるのは努力の違いだ」という話になりかねない。「あなたが貧乏なのは、あなたの責任です」と。

片岡　いわゆる結果責任という議論ですね。

佐藤　他方、長子相続型の社会には「人は生まれながらに不平等である」という共通認識がありますから、そこは逆にパターナリズムが強くなって、「弱い立場に置かれている人は、共同体の上部にいる人間が助けなければいけない」という論理が生まれます。つまり、自己責任論、結果責任論が出にくい。

片岡　何とも皮肉な話ですね。双方の良いところを採りいれたいものですが。

親の教育は公教育よりも強い

片岡　そうして考えると、パターナリズム的な発想は、半分ぐらいは私の中にあります。受けてきた教育のせいか「弱い立場に置かれている人は、まわりの人間が助けなければいけない」という考えに私は支配されているような気がします。自己責任ではなく社会責任論、共同体責任論、といった感じでしょうか。

佐藤　日本では長子相続が何百年も続いていましたからね。今でこそ自己責任論が大手を振っていますが、パターナリズム的な発想は日本人の大多数が持っています。

片岡　パターナリズムは自己規律にも資する部分があるので必要な価値観と私は思っていたのですが、日本人の大多数がその発想を持っていると聞いて、少し安心しました。実はこれまで「平等」は最高概念の一つとなんとなく思っていたのですが、父権的であれ、母性的であれ、日本人の「他者のために行動する」スタイルのほうがより優しさや強さがあって美しい、と佐藤さんの話を聞いて思いました。

佐藤　その基になるのはほとんどが教育で、しかもそれは公教育よりも家庭の教育です。親が持っている価値観は、われわれが想像している以上に強く子どもに継承されます。親が結果しか考えないと、「子どもの小遣いの額は成績によって変える」という話が出てきます。

片岡　学校の成績で決めるというのはまさに結果責任ですものね。

佐藤　親がそういう発想で子どもに接していれば、子どももだいたい同じような人間になっていきます。

これはお医者さんにしてもそうですよ。医師は高度専門職で、医学部の入学試験は私立を含めてむずかしい。しかも、医師国家試験では大学の偏差値は関係ありません。東大医学部の学生だって一割は落ちるのですから、そういう試験を突破しているという意味において、お医者さんはみんな記憶力と情報処理能力が高い。

そういう状況で医師になると、どうしても結果責任的になるし、新自由主義的な発想にもなりますね。

つまり「自分は国家試験に合格したのだから、社会の中では特権的な階級にある」という発想に立って、金儲けに走ったり、あるいは大学病院でポスト争いにエネルギーの九〇%ぐらいを割いたりするような医師が出てきたりもする。こうした発想に陥ってしまうのは、学知によって物事を見るトレーニングをしていないからです。

片岡　そういう意味で医者にも教養は大切なんですね。

佐藤　知識、教養というのは結果を出すためにあるのではない、時間をかけて自分の血肉になっていくものだ——それが教養主義の考えですね。教養が身につくというのは、俗世的な結果とは関係ありません。

それからもう一つ、新自由主義とは「自己決定の神話」なんです。「誰もが完全な情報さえ持てば、最善の自己決定ができる」と言われるけれども、しかし患者は本当に自分の体について最善の自己決定ができるでしょうか。
片岡　いや、患者さんだけでなく、医師でさえそんなことは不可能です。人間の体とは言ってみればブラックボックスみたいなもので、これだけ医学が発達しても、それぞれの患者さんの病気が将来、どうなっていくかを完全に見通すことなどできません。

腎臓内科医が提示する三つの選択肢

佐藤　腎臓病などもまさにそうですね。

たとえばｅＧＦＲ（推算糸球体濾過量）という腎機能の状態を示す数値があって、これが五％を切ると、だいたいそこのところで「大きく分けて三つの選択肢があります」という話になります。

一つは血液透析で、週三回、四時間ずつ行なう透析です。二番目は腹膜透析と言って、腹膜に管を入れて自宅で透析をする方法ですね。腹膜透析は一定の期間が経てば血液透析に移行することになります。それから、三番目はドナー（臓器提供者）がいることが前提になりますが、腎移植。こういうチョイスになりますよと、医師は三つの選択肢を提示するわけです。

片岡　そうですね。

佐藤　三番目の生体腎移植は、日本では家族内でしかできませんから、一般的ではないところがあります。亡くなった人の腎臓を移植する方法（献腎移植）もあるけれども、これはドナーがほとんど出てきませんから、患者の選択としては一番目の血液透析か、二番目の腹膜透析になるわけですね。

これら三つの選択肢が二つに絞られたからといって、その二者択一はけっして簡単な話ではないですよね。

片岡　それは、その患者さんの生き方、考え方によって答えが変わってくる部分もあります。佐藤さんのように仕事のペースを落としたくないという人もいれば、治療に専念したいという考え方をする人もいます。また、「その中間くらいがいい」という人もいます。唯一絶対の答えなど、どこにもありません。

佐藤　さらに言えば、自分の体が今、どのような状況にあって、どこまで人工透析などの負荷に耐えられるかも、やってみないと分かりません。自由主義経済学で言う「完全情報」など得られないわけです。

でも、お医者さんならば経験を通じて、だいたいこっちのほうがいいだろうというアドバイスはできると思います。

片岡　あくまでもアドバイスですが。

佐藤　でも、やはりそのときには患者は自己決定権を振り回すのではなく、お医者さんのアドバイスを聞いたほうがいい。お医者さんが「あなたには三つの選択肢があって、現実的にはあなたはこれを選んだほうがいい」というアドバイスをしてくれるのであれば、それを尊重することが良い結果に繋がると思います。

おそらく腎臓内科医が一番困るのは、患者の言うことがしょっちゅう変わることではないですか。たとえば腹膜透析にするのかどうかというところで、「やる」とか「やらない」とか患者の言うことがコロコロ変われば、これはお医者さんとしては困ります。

なぜ、そういう判断のブレが起きるかと言うと、やはり自己決定がスタートになっているからだろうと思うんです。もし、医師と患者との共同体が作れていたら、悩みを打ち明けながら相談していくという形になるだろうと思いますね。

ところで、血液透析を続けてきた人が「私も歳をとってもう体力がないから、透析治療は終わりにしてください。これから先は鎮静剤で苦痛だけ取り除いてください」と言ったとします。

血液透析をやめれば短期間で死に至りますから、苦痛があまりないように鎮静剤で対応してもらうわけですね。ようするに、いかにして終末医療をするかという選択になる。今の私だって透析を拒否して放っておけば、たぶん一ヵ月半くらいで死ぬんじゃないですか？

片岡　それよりも短いと思ったほうがいいです。佐藤さんはまだ自尿《じにょう》がありますが。それでもおそらく一ヵ月ぐらいでしょうね。

佐藤　自尿のない、末期腎不全の患者が透析離脱をすれば、早ければ一週間ぐらいで死んでしまいますね。

片岡　そうですね。早ければ一週間。だいたい二〜三週間で亡くなることが多いと思います。

本当の自己決定とは何なのか

佐藤　透析をやめて、痛み止めの鎮静剤だけでの対応を始めたとき、患者の気持ちはそこで安心を覚えるでしょうか。

これは当事者にならないと分からないことでしょうが、おそらくものすごく揺れると思います。「やっぱり生き残らせてください」と言い出すかもしれない。こういうふうに行ったり来たりされると、治療は実にやりにくくなりますよね。

片岡 そういうケースが問題になることは実際にあります。どの治療法を選ぶかということについても、昨日と今日で考えが変わる人もいます。それは相当に大きな問題で、透析を始めなければいけない段階、つまりタイムリミットが迫っているときに迷い出されると、危ない。

佐藤 その場合は「予定通りに治療をしましょう」と説得していくわけですか。

片岡 そこだけは私も権威主義的にやります。普段は患者さんとの双方向性を担保していたほうがいいと考えていますが、そうした重要な問題はパターナリズムで、つまり「医者が上から言う」ほうがいいと思っています。

もちろん、パターナリズムの限界は現場でいつも感じています。私がやっている医療はどちらかと言うとなるべく患者さんに寄り添うことで、パターナリズムではない要素が大きいのですが、使い分けをすることが大事ですね。

もちろん患者さんご本人のお考えに寄り添っていくことは医者として大事なことです。しかし現実には、まったく知識がない人、あるいはインターネットで検索した知識をそのまま持ち込んで「こうしてくれ」と言う人もいます。そういったところではパターナリズムに徹するのも大事だと思いますし、実際にそうすることもあります。

佐藤　結局のところ、自己決定とは何なのかということです。これは哲学の問題にもなりますが、人間が何かを純粋に自己決定するということは、実はきわめて少ない。心理学を少し学んだ人にとっては当たり前の話ですが、何かを決定するときにはそのときの社会の雰囲気など、さまざまなものに影響されます。

さらに自己決定はしょっちゅう変わります。書類にサインをした瞬間の自己決定が、その人の本当の自己決定なのか、ということです。ここのところはすごく大変な問題で、いろいろな応用問題がお医者さんに降りかかってきてしまう。

しかもお医者さんは一人で数十人、数百人の患者を持っています。患者一人一人にとっては自分の生き死にに関わる問題ですが、その人たちの言い分にすべて従うのは物理的に不可能です。そんなことをしようとすれば、医師が潰れてしまう。そこのところではお医者さんの負担を軽減させなければいけません。

患者も本当の意味での自己決定をするために、健康にまったく問題がないときから病について学び、病の教養レベルを上げておかないといけない。

片岡　そうですね。病気や死について思考する人たちが少しでも増えるといいなと思います。

医師と患者がフラットになりすぎている

佐藤　私が子どもの頃は、病院に行くとお医者さんは肘掛け椅子に座っていて、患者は猿の腰掛けみたいな丸椅子に座らせられました。それで「あーん」と口を開けて、「喉が腫れていますね」「じゃあお注射をしましょう」「今日はお薬を出しておきます」「お大事にどうぞ」という典型的なパターナリズムがあったわけです。もちろんそれは今や成り立ちませんよ。他方、高度専門職である医師の言うことすべてを、一般のわれわれが理解できるわけではありません。

片岡　そこはできるだけ分かりやすく説明したいとは思っていますが、やはり限界があります。患者さんが持っている基礎知識、理解力はそれぞれに違いますからね。

佐藤　私が経験した病気はもちろん個人的なことですが、そこには普遍的な要素もあります。ここのところで私が今、一番気になっているのは、かつてのパターナリズム的医療に対する批判が進みすぎてしまったために、医師と患者がフラットになりすぎている、ということです。これは危ない。

先ほども言ったとおり、新自由主義的な世界では誰もが完全情報の中で同じ自己決定をできる、とされています。しかし、その人の置かれている立場、たとえば教育のバックグラウンドであるとか、経済的な状況であるとか、あるいは社会的な地位があって、それぞれの人たちがそれぞれに偏見を持っているわけです。

そうすると「これが現時点における最適解です」という話は、お医者さんにかなり強く言ってもらったほうがいい。高度専門職として何がベストだと考えているのか。患者である自分にとって、今の焦眉の課題は何なのか。きちんと専門的なアドバイスをしてもらうのが一番です。

ネット時代ならではの「無駄な作業」

佐藤　その意味においては、お医者さんも相手を「患者様」という感じで扱うのではなくて、高度専門職である医師と患者が一体になって一つの共同体を作って、その中で専門家の知見を重視していかないといけない。そういう文化をもう一回取り戻さないといけません。

インターネットで調べてきた知識しかない患者が、医学部を出て、国家試験を通って、臨床を一〇年以上やっている医師と同じだと思うこと自体が大きな間違いですが、今はお医者さんがそれを言ってはいけないことになっています。

患者がいろいろ調べてきて「こういうチョイスをしたい」と言ったとき、その要望に寄り添っていくほうが面倒は少ないのでしょうが、治療がそういう流れで決まるのは危ない。

片岡　ネットでいろいろ調べてくる患者さんは少なくない。むしろそのほうが多いでしょうね。やはり自分の体のことだから調べたくなるのは当然です。

しかし、ネットの情報がそのままその患者さんに役立つかと言うと、そうではない。病態に合わせて治療しないと薬は毒になってしまうことがあるので、私はなるべくネットの間違った情報を取り除こうと努力します。ただし、声高《こわだか》に「ネットに書いてあった」という主張をする患者さんの間違った知識を取り除くのは、けっこう骨が折れます。医学的に確立された常識のような内容であっても、「ネットにあることは正しい」と信じこんでいる患者さんの場合、自分に都合の悪い考えには耳を傾けようとしないことが多い。一種の「バイアス（偏見、先入観）の罠《わな》」にはまっているのです。正直、こういう患者さんに一所懸命に説明するのをむなしく感じることもないではありません。

佐藤　そういう患者は「こんな治療がいい」という情報ばかり集めて、その留保条件とか前提条件が見えていなかったりするわけですか。

片岡　ネット検索をする段階ですでに患者さんは不安を抱えているわけですから、先ほども述べたように、どうしても自分に都合のよい治療情報ばかりを収集してしまうことになります。その結果、必然的に患者さんが集めてくる情報は偏ってしまうため、議論の前提条件からずれてしまうことがあります。もちろんネットで調べること自体はとてもよいことなので色々検索してほしいのですが、情報を解釈する際に「バイアスの罠にはまらないで担当医の話を聞いてほしい」ということになります。

佐藤　患者が自分の病気をよく知ろうとすること自体は、もちろん重要ですね。

ドクター・ショッピングする患者たち

片岡　私が学生だった頃、今から三〜四〇年前は「日本人は議論が下手だ」とよく言われていました。しかし、どうも最近は勝ち負けを決するのを目的としたディベートが大好きな人が多くなっているような印象があります。相手を非難する力、否定する力が強すぎる世の中になりつつあるような気もします。

医者と患者さんでよく対話して、きちんとした形でコミュニケーションができればいいんですが、少なくないケースで患者さんが医者と対峙する感じ、もっと言えば、医師に対する一種の警戒感に変わりつつあるように感じます。そこは大きな問題だと思っています。

佐藤 医師への不信ということで言えば、韓国は日本よりも新自由主義化しているせいで、ショッピングのようにして病院をいくつも回っていく人が多いそうです。

片岡 それは最悪なんですよ。病院を変えるたびに患者さんの情報は減っていってしまいますから、本人にとっていいことは全然ないんです。

佐藤 同じ病院で、同じ主治医に診てもらったほうが、それだけ患者についての知識が蓄積されているわけですね。

片岡 他院の紹介で来られる場合、それまでの診察記録や検査結果などをCD－ROMに入れて持参されるので、前の病院でどんなことをやってきたかはだいたい分かりますが。

佐藤 それでも抜け落ちる情報はきっとあると思います。

病院をショッピング感覚で回っていくのは、行き過ぎた資本主義の一つの結果だと私は思っています。医療サービスを他の商品と同様に考えて、気に入らなければ買い換えればよいと思っている。たしかに自動車やマンションならば、自分を尺度にしていればいい。

でも医療については、自分にとって心地よい診断をしてくれる病院がベストであるかと言うとそうではない。

それから、ショッピング感覚の人たちは、払ったお金に見合う健康をもらいたいという気持ちが強いから、クレーマーになりやすい。

片岡　そういう人がいっぱい来ると、医療現場は混乱します。日本でもセカンドオピニオンを求める人たちのかなりの部分は、サード、フォース、フィフスとあちこち回っている印象です。

佐藤　片岡先生のところには、そういう患者がたくさん集まっているような気がします。つまり、ずっとあちこちの病院を回っていた人たちが、片岡先生のところで止まる。一種の逆淘汰が起きているわけです。

片岡　それは私が一方的な会話をしない部分があるからかもしれません。先ほど申し上げたとおり、患者さんが望むことを何でもするのは良くないけれども、しかし聞く耳だけは持っていようとつねに心がけています。

患者さんと話をするスタートラインのところで、医者に不信感を持っている人、医者と対決する感じで臨んでくる人はたくさんいます。しかし、そういう人たちでも最初の三〇分で話をよく聞いてあげると、だいぶ変わります。「そこはダメですよ」とハッキリ言っても、納得してもらえることもあります。

ただし、なにしろ時間がかかってしまうんですね。その結果、一人の医者が診られる患者の数がさらに減ります。今はいろいろな職業にサービスの要素が求められている時代だと思いますが、ちょっと無駄な時間がかかる世の中だなという気もします。以前は医者の説明をそのまま受け止めてくれる患者さんが多かったのですが、最近は医療不信の考え方が広がっているのか、二項対立的な態度で話してくる患者さんが随分と増えてきた気がします。「患者さん本位」、「お客さん本位」は本来は理想の姿なのですが、あまりにも自分都合の患者さんが増えてしまったり、根拠のない医療不信を前提とした非難を浴びると、どうしても専門家集団は疲弊してしまうことになります。専門家集団が疲弊して士気《モラール》が低下していくことは、社会全体の道徳性《モラル》の低下につながり、それが社会全体の士気も低下させるという悪循環が生まれることを私は危惧しています。

クレーマーへの対処法

佐藤　面談にいくら時間をかけても、保険の点数が上がるわけではありませんからね。

片岡　そうなんです。診療報酬に医者の説明時間はまったく反映されません。なので私が一人一人の患者さんに時間をかけられるのは、大学病院の医者だということがあると思います。「あなたは開業医じゃないから時間をかけられるんでしょう？」と言われたら、それはその通りかもしれません。

それから、私のように話をたくさん聞く医者は、患者さんを長く待たせます。患者さんはみんな自分のことをいろいろ言いたいけれども、自分が長く待たされると機嫌が悪くなる人も当然出てきます。そこは結構むずかしいですね。

佐藤　でも開業医なら、なおさら患者一人一人に多くの時間を割けないでしょうね。

片岡　開業医に限らず、現実的な問題として医者はみんな忙しいから、話を聞く余裕がない人がほとんどだと思います。医者への不信感の背景には、そういう問題もあるかもしれません。

いずれにしても、今は世の中のベースにお互いへの不信感があって、誰もがお互い相容れないような黒い空気のようなものが社会全体にあるように、私には感じられます。どうすればそれを払拭できるのか、ということはよく考えますね。

佐藤　お医者さんも自分の身を守らないといけないから、やはりどこかで歩留まりをつけないといけません。

それから、医療訴訟のリスクについて考えると、お医者さんが顧問弁護士をつける時代にこれからなっていくのだろうと思います。ようするに、何か本当に危ないことがあった場合、法的にどうやって自分の身を守るのか。そういう問題を医師が考えなければいけない状況に今後なってくることは、おおいにありえます。

片岡　顧問弁護士ですか。

佐藤　はい。実は私も顧問弁護士をつけています。私は職業柄、人を厳しく批判することがありますから、「これはちょっと危ないかな」と思ったときは顧問弁護士に原稿を読んでもらって、訴訟リスクがどれぐらいあるのか、必ず相談しているんです。

だから作家になって今日まで、訴えられたのは一回だけで、これは最高裁まで行って勝ちました。他者への批判の他に、プライバシーが絡む問題についても「どこで法の線に触れるのか」ということはきわめて重要です。

もう一つ、たとえば国会議員と旧統一教会の関係が取り沙汰されたときとか、あるいはKADOKAWAの会長が逮捕されたときなどに、法的な論点はどこにあるのかということを顧問弁護士に教えてもらっています。そこで「論点がよく分かった」ということは何度もありました。その意味でも専門家というのはすごく重要です。

片岡　医療訴訟はたしかに怖いことではありますが、私自身は約二〇年間医者をやってきて、訴訟に持ち込まれたことはないですね。

佐藤　それはやはり先生の対応が大きいのでしょうね。「これはクレーマーだ」というような患者でも、片岡先生のところに回ると素直に診察を受けるそうですから。

片岡　他のところでもうカンカンに切れていたような少し怖い感じの患者さんもよく来ますが、そうした患者さんたちが私にも切れてきたということは、幸いこれまでのところありません。それは別に特別なことをしているわけではなくて、なるべく相手の立場に立つようにして話を聞いているだけです。相手と正面から戦うのも一つの方法でしょうが、私は戦わない平和を求めています。

佐藤　それが一番いいですよ。

片岡　ただ、相手の対峙姿勢を溶かすのは、すごく手間暇がかかります。相手がそもそも対峙姿勢を持ってこなければ時間がもっと節約できますし、お互い穏やかな気持ちで治療をしていけるのにな、とよく思います。時間をとって話せば分かってもらえるということは、前医も含めて通常の医療をしているのに「最初に不信あり」の世の中が無駄に争いを作り出していることを意味します。とても悲しい現実です。

ポケットマネーを使って仕事をしてはいけない

佐藤　これはこの本のテーマから少し外れる話ですが、実は研究者とお金という問題が、この一〇年ぐらいの新自由主義の進捗で深刻になってきています。あるいは、今の外交官たちは、個人資産がないと十分な外交ができなくなりつつあります。

片岡　何か不祥事が起きるたびに締め付けが厳しくなっているわけですか。

佐藤　いえ、基本的に日本経済が右肩下がりだからです。それだから外交官が手元に持っている金が減っている。支給される給料は円ベースで、円が弱くなっていますからね。目の子勘定で言うと、今はみんな私が外交官だった頃の七割ぐらいしかお金を持っていません。

片岡　そうなんですか。

佐藤　たとえば、個人的な資産をたくさん持っている編集者がいるとしますよね。彼は打ち合わせで高級ホテルの喫茶店を使っても、自分のポケットマネーを出しているとしましょう。

高級ホテルの喫茶店なら、二人でコーヒーを飲むだけでも三〜四〇〇〇円ぐらいかかるわけですが、そういうことをすべて個人で処理できる経済力がある人なら、社内で余計な手続きをしなくていいし、社内的にも「あの人は経費を使わないよね」ということになります。結果として、そういう人が評価されるようになる。実は今、官僚の世界でもそういうことが生じているんですよ。

片岡 それは問題がありますね。

佐藤 そうなんです。資産を持っている官僚は、いろいろな社交を自分のポケットマネーで賄えますが、そうすると戦前の家産国家のような世界になってしまうんです。それはすごく良くない。公務、あるいは会社の仕事でも、わ、た、く、し、の金を使うのは絶対ダメです。

自分のポケットマネーを会社のために使うことについては、日本社会はゆるいところがあります。しかし、それは「公私の一線を越える」という点において、会社の金を横領することと一緒なんです。

それから、会社のために自腹を切ることは、ともすれば巨悪の原因になります。なぜかと言えば、権限が付いて公金を使えるようになったとき、自分が昔出した分を補塡しようという発想に必ずなるからです。

片岡　なるほど。

佐藤　多くの場合、そういうときの認識は「非対称」になります。つまり自分が使った額以上の金を補塡しようとする。そこから巨額の横領事件が起きるわけです。だから公私の線を踏み越えないこと、仕事で個人の金を使わないようにすることはきわめて重要なんだと、私は情報を扱う若い役人たちにいつも教えているんですよ。

誰一人として想像さえしていなかった「事件」

片岡　自腹を切るのなら最後までやり通さないといけない、あとで取り戻そうとしてはいけない、ということですか。

佐藤　そうです。しかし、それはきわめてむずかしい。だから最初から仕事にポケットマネーを持ち出すべきではないんです。

清武英利《きよたけひでとし》さんの小説『石つぶて』（講談社）はWOWOWで連続ドラマにもなりましたが、これは外務省で巨額の詐欺事件を起こした松尾克俊《まつおかつとし》氏をモデルとした作品です。

ご存じのとおり、松尾氏は横領した金で競走馬を買ったり、愛人のマンションを買ったりしていたわけですが、彼はもともと滅私奉公型の人間でした。みんなが嫌がるような裏方の仕事を積極的に引き受けて、部下たちをいつも赤ちょうちんのような分相応のところで身銭《みぜに》を切って労《ねぎら》っていた。何か仕事がうまくいったとき、みんなが喜んでいる姿を見て「ありがとうございました」とひとこと言われるのが嬉しいという、そういうタイプの人だったんです。

彼は大学を中退していて、学歴的には高卒ですから、外務省では絶対に偉くなれません。しかし、今言ったような形で一生懸命にやっていたから、さすがに上の人たちも「これはいくら何でもかわいそうだ」「松尾さんには金とポストを与えよう」ということになりました。

そうなってからも松尾氏の仕事のスタイルはまったく変わりませんでした。ところが、官邸から巨額の機密費や報償費を取れるようになったら、ものすごい金を着服していた。その額は、表に出ているだけでも約七億円です。松尾氏のまわりにいる人たちは誰一人として、そんなことは想像さえしていませんでした。

片岡　それはどこかで変わってしまったんですか。それとも最初からそういうストーリーを組み立てていたのでしょうか。

佐藤　おそらく彼には「金を騙し取る」という感覚はなくて、「自分は今までこれだけ自腹を切ってきたのだから、その分を補塡してもらってもいい」という感じになっていたのだと想像します。松尾氏はたぶん根っからの悪人だったわけではなくて、事件になるという認識もなかったのだと思います。

その点、昔の医局制度では若い医師たちは自分を犠牲にしながらさんざん苦労していたけれど、最終的には上の人たちがそれをちゃんと補償するようにしていました。だから不正を働いてまで元を取ろうとするお医者さんはいなかった。

片岡　そうですね。少なくとも私は、そういう話を聞いたことはありません。

都市部のクリニックで起きている問題

佐藤　それからまた、医局制度には不満があっても、独立開業してしまえばそこから解放されるという意識もあったでしょうね。

片岡　はい。しかし、今は開業医もあまり儲からなくなりました。

佐藤　「開業医になったらすぐに取り返せる」ということで、医局制度の理不尽なところに何年間か耐え続けて、開業して取り返す──というケースが昔はありました。開業資金がないお医者さんが、資産家のお嬢さんとお見合い結婚して、相手の親から援助してもらうこともよくあった。

その構造はまだ残っていますが、今は開業するなら結婚の持参金程度ではすみません。「先生、やっぱりCTがないと患者さんが来ませんよ」「ではCTを入れよう」みたいな話になると、億単位のお金がかかってしまう。

片岡　たしかにそういうことはありますね。

佐藤　それから、日本では基本的に人口が減っています。特に地方の人口は社会減もありますから、保険医療だけでやっていくのはなかなか大変です。

片岡　そういう意味では、日本医療の将来は暗いですよ。

佐藤　だから開業するならやはり都市部がいいけれども、これは放っておくと歯科医と同じ状態になってしまいます。つまり、供給過剰になってしまう。今はコンビニの数よりも歯科医院の数のほうが多いですからね。

それから、昔の病院は結構オンボロなところが多かったけれど、今は都心のクリニックはホテルのロビーのようにきれいになってきています。ソファもすばらしい。病院の外見でも患者を取ってこないといけないというのはデンタルクリニック化で、これはマズイんです。全体のクオリティ低下を招いたり、売上のための過剰診療に繋がったりしますから。

片岡　歯医者はまだ儲かるんでしょうか。

佐藤　儲かりません。だから外見的なところでお客さんを少しでも集めなければいけなくなっているわけです。開業できない歯医者さんも増えていて、私が通っている歯科医院でも、いつも五人ぐらいの歯医者さんを雇っています。

新自由主義的なものが入っている医療関係と言えば、薬局もそうです。最近は薬局の待合にいるとコーヒーやお茶が出てくるようになりました。

片岡　へえ。そうなんですね。

佐藤　もちろん医局制度には問題があったし、非人道的だったりブラック労働のようなところがあったりしましたが、長期的にはプラスにしてもらえるところもありました。「君の人生は長期的にきちんとみんなで評価するから、一生懸命にやっていれば大丈夫だよ」と。

片岡　そうですね。こんなことを言えば怒られるかもしれませんけど、「若いうちは苦労は買ってでもしろ」という発想しか私にはなかったんです。昔の医者はみんなそう思っていました。だけど、今の若い医者たちの多くはそう思っていません。そういう時代になりました。

佐藤　同業者や先輩からの評価ではなくて、「いいね」がお客さんからどれだけ付くかとか、そういうことが重視されるようになった。

片岡　そっちに移っていますね。

佐藤　でも、それは危ないですよ。週刊新潮で「医の中の蛙」という連載をしている里見《さとみ》清一《せいいち》さんもよく言っていますが、「お客様」のための医療というのはやっぱりマズイんです。医療がサービス業になってしまえば、医療従事者の職業倫理はいずれなくなってしまうだろう、ということを里見さんは主張されていて、私もそこは同感です。

寡占は怖い

佐藤　医療の新自由主義化ということで言えば、美容整形などの一部の領域に、手っ取り早く金を儲けたい医師が入っていくことがありますね。

片岡　若い医者が「美容に行きます」と言って、それまで勤めていた病院を辞めたという話はときどき耳にします。美容整形の世界は華やかで、若くして大金持ちになれるイメージがありますが、それがたぶん今の医療業界を蝕んでいっているのだと、私には感じられます。

佐藤　しかし、美容整形の世界に行ったからといって、必ずしも儲かるとは限りません。美容整形医は第一に手先が器用でなければいけません。それから、整形によって患者の容姿が変わったとき、それが患者の望んでいた容姿ではなかった――というケースが少なからずありますから、訴訟リスクがきわめて高い。

ですから、美容整形医にはホスト・ホステス的な能力が求められます。「容姿がこういう形に変わったのは良いことなんだ」と患者を納得させる、あるいはそう信じ込ませるような人間関係を作らなければいけない。前に小保方晴子さんの話をしましたが、いわば錬金術師のような心理操作の能力も求められるわけです。ここはなかなか簡単ではないでしょうね。

美容整形の世界に行ったお医者さんを追跡して、一〇年後に成功している人がどれくらいいるか、という定量的なデータはおそらくないのでしょうが、そこは重要です。淘汰されていく人も必ず出てきます。

片岡　失敗するのは本人の勝手ですけど、そういうことをする人が増えると、医者が足りなくなってしまいます。

佐藤　そこは医療業界にとっては深刻な問題ですよね。もう一つ、今気をつけなければいけないのは寡占化です。新自由主義は必ず寡占をもたらします。

お医者さんの寡占化とは何かと言ったら、ごく一部の医師が数億円以上を稼ぐようになる一方で、大多数の医師は稼げなくなってしまう。ようするに医療全体の力が弱くなってしまうわけで、医療の世界における寡占はすごく怖いんです。もしもこれから自由診療的な医療が広まっていけば寡占化は必ず起きますから、そこのところは私たち一人一人がよく注意しておかなければいけません。

海外で移植手術を受ける人たち

佐藤　新自由主義というのはお金がある人にとってはすごく生きやすい世界です。お金さえあれば、どんどん空間が広がっていきますからね。ただし、病気はお金を払ったら必ず治せるというものではありません。その意味では、新自由主義と医療は相性が悪いんです。

たとえば腎移植なら、国によっては生体腎移植が家族間でなくてもできますから、腎臓のドナーもシステマティックに取ることができます。だから大金を払って海外で移植手術を受ける日本人もいるわけですが、これは危ない。

実際、生体腎移植手術をブルガリアで受けて、亡くなった日本人がいました。最近では、ベラルーシで腎臓と肝臓の同時移植を受けた日本人が亡くなった、というニュースもありました。臓器は簡単に手に入るけども、技術がそれに伴っていないような国で移植手術を受けると、そういうことが起きるわけです。

片岡　そうでしょうね。

佐藤　それから、日本の場合は臓器売買を防ぐという観点からも、医師のネットワークがしっかり作られています。ですから、海外で得体の知れないような移植手術を受けても、そのあとのケアをしてもらえません。そうすると、海外で移植手術を受けるのなら、その国でずっとケアしてもらうか、あるいは「私は医師会の言うことなんかに聞く耳は持ちません」というようなお医者さんのところでケアしてもらうか、どちらかでしょうね。

片岡　たとえばブルガリアで移植手術を受けた人なら、手術後もブルガリアに住んで、ずっとそこでケアしてもらうことになると思います。しかし、それはそれでまた危ない話です。

佐藤　そういう人たちが日本に帰ってきたあとに合併症が起きて、病院に担ぎ込まれても、それは保険適用になるのか、ならないのか、という問題もあります。それよりもずっと大きいのは倫理的な問題で、「あなたは貧しい人たちから臓器を買うんですか」という話になる。私自身の価値観からして、それはしたくない。作家という職業は準公人のようなところがありますから、私が海外で移植手術を受けたら作家生命を失うでしょうね。

新自由主義的な規制緩和では、国は強くならない

佐藤　新自由主義が日本社会を席巻していく中で、失われたものはたくさんあります。医療の世界もその例外ではありません。しかし、今ならまだ歯止めがかけられます。

日本には独自の文化・伝統があるのですから、医療もそれに則ったほうがいい。お医者さんの年収が四〜五〇〇〇万円というのはやはり問題です。大学病院の勤務医がみんな二〇〇〇万円ぐらい取れて、それでも今の医療を維持していける制度設計はできるはずです。人件費なんて、たかが知れているんですから。

片岡　今はさらに減らそうとしていますね。

佐藤　しかし防衛予算を見てみれば分かるように、必要となれば一〇兆円以上の予算だって増やすことができます。

片岡　そういうことになればいいんですけどね。

佐藤　逆にもしも混合診療を導入したら、アメリカのようにインシュリンを一ヵ月打つの

に五〇万円かかるような社会にすぐになってしまいます。

前に話題に出したエマニュエル・トッドさんの息子さんはケンブリッジ大学に行って、お孫さんはイギリス人と結婚したんだけども、近くフランスに戻ってくるそうです。どうしてかと言うと、イギリスではナショナル・ヘルス・サービス（日本の国民健康保険に相当）が崩れてしまって、医療があまりにもひどいからだと。イギリスに比べればフランスにはまだ医療があるから戻ってくることになったと、トッドさんは言っていました。

今、イギリスは国家崩壊を起こしています。トッドさん自身もケンブリッジ大学を出ているから、なぜそうなったのかと聞いてみたら、イギリスは一九八〇年代後半のサッチャー改革で新自由主義化して、そういう社会で育ったエリートたちが今の社会の一線を担っているからだ——という答えでした。八〇年代後半の改革の結果が、今のイギリスの崩壊を生み出しているというのが彼の見立てです。

片岡　やっぱり新自由主義化というのは良くないんですね。

佐藤　そうです。今のトレンドは「新自由主義的な規制緩和では国は強くならない」ということです。そういうことを続けていると、アメリカのようなきわめて歪《いびつ》な国になってしまう。

片岡　私もそう思います。

佐藤　この二〇年間、日本政府はずっと「岩盤規制を壊します」と言い続けてきました。しかし、それでもまったく景気が良くならないということは……。

片岡　答えはもう出ていますよね。それなのにまだ規制撤廃と言っています。

佐藤　もうみんな、「そんなのは嘘っぽい」と思っていますよ。

第五章　人はみな「死すべき存在」である

どこまで治療を続けるのか

佐藤　自分にとって、どういうお医者さんが一番いいのか。この問題はやはりケースバイケースだと思いますが、私自身は戦後の標準的な価値観とはちょっと違う価値観を持っています。

戦後の標準的な価値観というのは、個人主義であり、合理主義であり、生命至上主義ですね。このうち、特に三番目の生命至上主義には同感できないところがあります。

たとえばウクライナ戦争について言えば、昨年の十一月二十五日にプーチンが兵士たちの母親を集めて、「人はいずれ死ぬ」と言いました。「重要なのはいかに生きるかということだ。時間の多寡《たか》ではない」という話をして、日本の新聞はみんな「けしからん」と叩きましたが、そういう考え方をしている国は実は少なくありません。お隣の韓国もそうですね。兵役のある国では、たいていそういう考え方になります。日本も戦時中はそうでした。

片岡　そうですね。戦争が身近にある状況とそうではない状況なら、命に対する考え方も当然変わってくるだろうと思います。

佐藤　生命至上主義について考えてみると、たとえば最後の一瞬まで長く生きるために胃ろうなどのあらゆる手段を尽くして、体中に管が付いていて意識がない中で、一〇年あるいは二〇年と、がんばって生きていくべきなのか。こういう話になると、ようやくそこで「それは違う」と多くの人たちは言うけれども、どこまで治療をするのかという問題には、なかなか基準が出来ません。

私の場合は、「少しでも長く命を延ばせばいい」というところには必ずしも価値観はありません。あとどれぐらいの持ち時間があるのか、ということをよく見ながら、仕事のプライオリティを決めないといけないと思っています。お金の貯め方も決めないといけません。そういう基準を分かってくれて、その上でアドバイスをしてくれるお医者さんが、私にとって一番いいお医者さんです。

患者の中には「とにかく長く生きたい」という人もいるし、「苦しくてたまらない。こんな治療はもうやめたい」という強い意志を持っている人もいます。そこのところは医師にとってすごくむずかしいのでしょうが、片岡先生は私の考えていることを本当によく理解してくださって、それぞれの局面において最適な治療をしてくださいました。

片岡　先ほどお話に出たとおり、人はいずれ必ず死にます。どんなに医学が進歩しても、そこは絶対に変わりません。そのことについては、大学ぐらいからきちんと教えたほうがいいと思いますね。

佐藤　私は病気になってから、原稿の出来が良くなった気がしています。自分で言うのもおかしな話ですけれども、これはやっぱり「命に限りがある」と思いながら書いているからです。「近いうちに死ぬかもしれない」と思えば緊張感がいつもとはまるで違って、たとえば書評を書いていてもすごく出来が良くなるんです。これは作家としては大変な副産物ですよ。

腎移植が成功しても、それは「完治」ではない

佐藤　健康についてはもちろんよく気をつけていかなければならないけれども、同時に人間はいつか必ず死んでいく存在です。死ぬプロセスにおいては事故死や老衰もありますが、ほとんどの場合は病死です。だから「教養としての〝病《やまい》〟」ということがやはり重要になる。適切に病気を恐れながら暮らして、病気になってしまったときにはどういう選択肢があるのか、よく知っておかなければいけません。

以前もお話ししたとおり、腎臓病は治らない病気です。それをまず認識しないといけません。私の場合、この一〇年ほどは片岡先生と二人三脚でやってきて、腎移植という選択をしました。ドナーは家内です。しかし、移植が成功したとしても、完治したとは言えま

せん。

たとえば私の体重は今、八〇キロ台ですが、家内の体重は私の約半分しかありません。なおかつ腎臓は一個しかもらわないわけですから、移植した腎臓には当然負担がかかります。だからケアはきわめて大変になる。そういうことを考えると、やはり腎臓で何か起きた場合は、腎臓について考えながら一生生きていかなければいけない。

片岡　そうですね。その中で患者さんに寄り添い、応援していくのが腎臓内科医の仕事です。

佐藤　これは癌も同じで、私の場合は前立腺という閉じたところ、限られた癌でしたが、他の臓器の癌になった人たちは化学療法的な治療、あるいは抗癌剤の投与がずっと続きます。もちろん検査もずっと続く。みんな口に出して言いませんが、そうした治療を受け続けている人はたくさんいます。そこのところでは、恐怖に囚われずに生きていくこともすごく大事ですね。

片岡　医療現場にいてよく思うのは、多くの日本人にとって死はちょっと遠くにありすぎる、ということです。病気になって初めて、ずっと遠くにあるものだと思っていた死が突然自分の身に降りかかってきて、驚いたり、うろたえたり、悲しんだりする人が多いわけですが、患者さんの側は若い頃から死や病についてしっかり考えておくべきです。医者の側は「誰もが病気や死と無縁ではないのですよ」と、もっと周知しなければいけません。

佐藤　たしかに日本では「人はみな、いずれ必ず死ぬ」という前提が薄いかもしれません。みんな死が本当に目前に迫ったときに宗教に駆け込みますからね。

多くの病は三〜四十代から始まっている

佐藤　話は少し逸れますが、キリスト教では貨幣を嫌います。どうしてかと言うと、貨幣は市場から永遠に離脱せず、いつまでも生き続けるからです。キリスト教において永遠に生きるものはゾンビと一緒で、だから嫌われるわけです。

もう一つ、ヨーロッパ社会がなぜあれだけ「情報の忘れられる権利」を重視するかと言うと、これは「情報もまた死ななければいけない」ということです。ヨーロッパにはキリスト教的思考が色濃く残っていますから、永遠に生き続ける存在への恐怖感が根強くあります。裏返して言えば、「自分はいずれ死すべき存在である」という意識が高い。

片岡　宗教的な観念がまったくない人にとっても、「人は必ず死ぬ」ということは簡単に理解できる話なんですけどね。

佐藤　そのとおりです。腎臓病について言えば、腎移植のあてがない透析患者には必ずどこかで透析離脱のタイミングがやって来ます。苦痛に耐えながら、これからも透析を続けていくのか。そうではなくて鎮静剤で苦しみを取りながら、それ以上は無理をせずに死んでいくのか。体が弱ってきたらそういう選択をするタイミングが来ます。

片岡　そうですね。だからこそ透析をなるべく遅らせることは大切で、軽度の腎臓病であっても、生活習慣の改善にはしっかり取り組まなければいけません。そもそも腎臓病にならないような生活習慣を作ることも大切です。

一時期「未病」ということがよく言われましたが、多くの病は実は三〜四十代から始まっています。そのことをみんなで共有できる社会になれば、本当の健康社会を作れるのではないかと思います。

佐藤　四十代ぐらいまでは、みんな自分の余命なんてことはほとんど考えませんが、実際は死に向かって確実に一歩ずつ近づいています。五十代になると体力的な衰えがかなり自覚されるようになるし、同時にいろいろな疾患も出てきます。多かれ少なかれ、誰もが病気と付き合っていかなければいけないし、最終的なゴールである死についても考えなければいけない。

片岡　しかし現実としては、「死を意識させる話なんて聞きたくない」という人は多いかもしれません。多くの人はそこの本質を見たくないでしょうから。

今回、佐藤さんはご自身の闘病生活、その中で感じたことを本にして世に出すことになったわけですが、自分が病気になることを今までまったく考えていなかった人たちが、この本を読んで何か新しく気づくこともあるはずです。そこは大きな期待をしています。

人類は今、未知なる経験をしている

佐藤　肥満腎症もなかなか大変な病気ですが、この本を読んだ肥満の人たちが「痩せなければいけない」という強力な動機を持つようになれば、それはそれで社会的な意義があります。肥満というのは見栄えの問題ではなくて、命に関わる問題なんですね。

片岡　肥満について私が個人的に考えているのは、たとえば親がすごく苦しい生活をしていて、痩せていたとします。ところが、そういう両親の子どもが飽食の時代に生まれてきて、親は痩せているけれども子どもは太ってしまった――というとき、親と同じように生活するというプログラミングで生まれてきたのに、実際には違う生活を送るので、腎臓が破綻しやすいケースが多いんです。イギリスの医学者デイヴィッド・バーカー David

Barker は「人間の疾患リスクは、胎児期や幼児期の環境に影響を受ける」という仮説を提唱していて、私もこのBarker仮説に同感するところが多いです。

逆に太っているけれども八十歳、九十歳でわりと元気な人たちに聞いてみると、やはりそういう家系と言いますか、先祖がずっと裕福だったという人が多いように思います。

いずれにしても、人間の体はもともと飢餓に耐えるように出来ています。飽食の時代になったのはここ一〇〇年ぐらいですから、人類は今、未知なる体験をしているわけです。

佐藤　そういう観点からも、やはり食べすぎ、太りすぎには注意しなければいけませんね。いくつかの癌は治るけれども、腎臓が線維化してしまったらもう治りません。ゆっくりではあるけれども、悪化という一方向にだけ進んでいく。先ほど話したとおり、たとえ腎移植をしたとしても、生活習慣を改めなければ再び腎臓病になってしまいます。

片岡　そこは佐藤さんに今後もいろいろ発信していただきたいですね。今、日本には腎臓病の患者さんは二〇〇〇万人くらいいますが、佐藤優さんという有名な方が腎臓病で闘病されていること、その中で感じたことを本にして出すだけで、すごくいい影響があると思います。私が言うよりもはるかにいいでしょうね。

肥満については、とにかく行動変容を起こすことが大事です。佐藤さんにはそれを理解していただいたので、数十キロ単位で痩せられました。その事実を言っていただくだけでも、「自分も痩せられるかもしれない」と思う人がたくさん出てくるでしょうね。

標準治療にまつわる大きな誤解

佐藤　そもそも病気を治すということは何なのか。人間はいずれ死んでいく存在ですから、病気を治すと言っても、おのずと限界があります。不老不死が正解なのだとしたら、医学はその答えを出せません。

ですから、われわれ患者の側は「健康とは何か」ということをまず考えないといけない。前にも話したとおり、六十歳になれば三十代の頃のような体には決して戻れないのだから、今の自分にとっての健康をどこに設定するのか。そういうことも日常的によく考えておくべきです。「あなたは永遠に生きるわけではないのだから、そこはよく考えてください」ということを前提にお医者さんは話をしているのでしょうが、患者の中には「この病気さえ治せば死なない」と思っている人もいます。

片岡　たしかにそういう人はいますね。

佐藤　癌の代替療法を選ぶ人にも、やはりそういう人がいるのでしょうね。これは知り合いの編集者から聞いた話ですが、代替療法を選んでいる人に「なぜそれを選んだのですか」と聞いたら、「標準治療だと生存率が決まっているから」という答えだったそうです。代替療法を選んだところで永遠に死なないわけではないのに、そういう思考に入ってしまう。

もう一つ、これはその編集者の持論なんですが、「標準治療」と聞くと、お金持ちの人たちは「松竹梅の『梅』か」と思うそうです。あるいはうな重であれば、「特上・上・並」のうち、「並」が標準治療だと。

片岡 それは大きな誤解です。

佐藤 しかし「私は特別な人間だ」と思っているお金持ちの中には「特上」を求める人がいます。「特上はないんですか?」と聞いて、「ありません」と言われたとき、「あるでしょう?」「出してください」としつこく食い下がる。それでも「ありません」と言われたら、「特上を出します」という嘘をつく医者のところに行ってしまうケースがあって、治療費が高ければ高いほど彼らは納得するのだと、彼は言っていました。

片岡 お金をたくさん払って悪いほうへ行くのは最悪の形ですよ。

佐藤 「自由診療で高いお金を出せば、いい治療を受けられる」という新自由主義的なトリックが悪用されているケースは実際にあります。しかし、標準治療については「標準治療」としか言いようがありませんよね。

片岡　そうなんです。標準治療というのは「現在確立されている治療法」という意味です。しかし、そのお話にはビックリしました。標準治療と聞いて「安っぽい治療だ」と思う人がいるというのは、医者には分からないところでしょうね。

癌の治療には、やはりお金がかかる

佐藤　癌と言えば、以前「癌は放置したほうがいい」という主張をする医師がいました。これも実は新自由主義との繋がりがあって、そういう医師の本をたとえば定価一六〇〇円、消費税を入れて一七六〇円で買ってきて読むと、「何もしないのがお爺ちゃんのためなんだ」「お婆ちゃんのためなんだ」ということで、家族にとってはひじょうに安上がりです。「癌と戦うな」というロジックは治療費を安くすることにエクスキューズを付けたから、マーケットで成功した面があるかもしれません。

片岡　なるほど。

佐藤　実際に癌患者の身になってケアをしていくと、お金がかかります。たとえ高額療養費制度を使ったとしても、ケアにはすごくお金がかかる。私はそれを父親が癌になったときに思い知りました。

父は保険に入っていなかったんです。もちろん机の上の計算はしていましたよ。「高額療養費制度があるのだから、別に医療保険なんてものに入る必要はないんだ」というわけです。ところが父は膀胱癌になってしまって、それが全身に転移して脊椎に痛みが回りました。そうなってから、ものすごく暴れたんです。

当時私は外務省に勤めていて、「お父さんが暴れてどうしようもないから来てくれ」と母親に言われて、病院に行ったら鎮静剤でおとなしくしていましたが、痛みが激しくなると暴れたり、お医者さんや看護師さんにひどい暴言を吐いたりするという話でした。

それでお医者さんのところに謝りに行ったんです。そうしたら「いやいや息子さん、気にしないでいいんですよ」「痛みは人格を変えますから。それぐらいお父さんは痛いんですよ」と言われました。その言葉にはずいぶん救われましたが、そういう状況になっている以上、大部屋には入れておけません。暴れるし、大声で人を怒鳴るから、個室に入れないといけない。

片岡　それはそうでしょうね。

佐藤　それから母親がもうふらふらになっていました。病院は駅から一〇分くらい歩いたところにあったんですが、母は駅から歩ける状態ではなくなってしまって、だからタクシーで通うようになりました。当時はまだパジャマのレンタルもなかったから、パジャマもたくさん買わないといけませんでした。父は一九九八年に手術をして二〇〇〇年に亡くなりましたが、その約二年間、病院を出たり入ったりして、結局マンションを買えるぐらいのお金がかかりました。

片岡　保険は身近なものと考えなければいけませんね。まだ入っていない人は、必ず入ったほうがいいと思います。

佐藤　私は、父が亡くなると同時に保険に入りました。そうしたら母が癌になったときにはすぐに三〇〇万円が出て、さらに一日三万円ずつ出ましたから、個室ベッドに入れられました。外国にいる妹家族を呼ぶこともできた。

父が癌になったとき、私にもう少し経済的余裕があればヘルパーさんを雇っていましたね。母が体重を二〇キロ以上も減らしていましたから。

極端な考え方は「間違っている部分」を包摂している

片岡　「癌と戦わない」という考え方は、ある意味では極端です。そして極端な考え方にはどこか間違った部分が包摂されているものです。適度な答えはそれとは反対の意見との中間ぐらいにあるわけですね。

　また、人によって価値観も違います。人によっては何も治療をしないのがいいでしょうし、人によっては積極的に治療したほうがいい。そういうことを一人一人の患者さんに合わせて選択していかなければいけません。

　そうすると、答えはやはり患者さんとの対話の中にあって、そこには科学的ではない要素も含まれてきます。その中で正しいところを繋ぎ合わせて答えを作っていくのが本当の医療だと思います。結果としてそれが正しかったのかどうか。その証明にはむずかしいところがあるけれども、それが答えのない中の答えだと思っています。

佐藤　それはひじょうに大事なお話です。人間が合理的であるだけの存在ではないならば、合理的な切り口だけで治療をするのは方法論的に間違えている。

片岡　そういうことだと思います。

佐藤　私が過去のさまざまな経験から学んだことの一つは、危機的な状況に陥ったとき、誰もが例外なく楽観論で語ろうとすることです。それは病気も一緒で、必ず楽観論に傾きます。ある意味、人間というのはそういうものなんですよ。だからこそ、そこにつけ込んだ宗教やビジネスはよくありません。

私が前立腺癌になったとき、呪い師《まじなし》をはじめ、いろいろと怪しげな人を紹介されました。上場企業で役員をしているような人たちが、私のことを心から心配して紹介してくれるんですが、裏返して言えば、それだけ癌患者の不安につけ込むビジネスをしている人が多い、ということです。

それから、代替療法にしてもお医者さんが「これで治ります」という空手形を切るのではなくて、「この治療法をする人生は、化学療法をやる人生よりもいいですよ」と言うのなら分かります。

片岡　そういうやり方は一つありますね。いずれにしても、単純かつ極端な考え方からは、一人一人の患者さんにとっての最適な医療は導き出せないはずです。

属性に応じた医療が必要だ

片岡　少し話が変わりますが、ここ数年、私は患者さんを四象限《しょうげん》に分けて診察・診療するのが大事だという論文を書いています。四象限に分けたとき、対角線は真逆のものになりますから、真逆の属性については、それぞれの属性にあわせてなるべく差異をつけた診療をしようと考えています。

たとえば男性と女性を二つの属性に分けて、若者とお年寄りも二つの属性に分けて掛け合わせると、若年男性と高齢女性の医療を同じにしたらいけないわけです。そういうことを今、一生懸命論文に書いています。

佐藤　それは興味深いテーマですね。

片岡　属性に応じた治療をするというのは、実は今の医療にはないことです。大雑把に言えば、全人類を同じように治療するのが今の医療なんです。それは本来別々であるべきものを一緒にしているだけだというのが私の考えで、野菜に喩えて言えば、イモはイモ、レタスはレタスで分けて医療をするべきです。

しかし、今は「この病気にはこの治療」という決まった形、「みんな平等に」というひとことのもと、「どんな人であれ、この病気の治療はこうする」という発想が生まれがちな土壌が医療の世界にあります。

佐藤　それは物理的な因果モデルですね。この病気の原因はこれで、インプットとアウトプットが一義的に対応するという考え方をしている医師もいますが、実際は必ずしもそうではありません。
たとえば人工透析なら、体から水を三～四キロ抜いてもピンピンしているときもあれば、一・五キロぐらいしか抜いてないのにふらふらになるときもあります。そこには全身体的な相関関係があるのでしょうが、体調の良し悪しは除水量だけでは分からないところがあります。

片岡 いろいろな要素があるんです。しょせん、人間の体の中で起きていることですから、分からない部分のほうが多いのです。

佐藤 一方で「お医者さんは何でも分かっている」と思っている患者もいますね。

片岡 それはとんでもない誤解です。

佐藤 医療の世界を数学的に言えば、ほとんどが逆問題です。たとえばカレーを作るときには、レシピに則して作ればいい。この材料を使って、こういう手順で作ればいい、というのが順問題です。これに対して、出来上がったカレーがある。はたしてこのカレーはどういう材料で、どういう手順で作っているのでしょうか、というのが逆問題です。これはむずかしいですよ。

ガイドラインに従っているだけでは進歩はない

片岡　パターナリズムに従ってくれる患者さんは「医者が正しい」という前提でやってくださって、診療もしやすいのですが、医者が何でも知っているわけではないという事実も知っておいてほしいと思います。

それから、今ある医療も五〇年後、一〇〇年後にはまったく変わっているかもしれません。ですから、われわれはいろいろな新しい要素を入れて判断していきますが、それも正解なのかどうか分からないところがあります。サイエンスには未知の世界がまだまだたくさんあって、人間の限界が必ずあります。医者は死に勝てません。

そうした相対的な事柄がたくさんある中で一つの答えを選んでいくのが、医者にできることです。いい結果、そうではない結果を含めて全部コミコミでやっていくしかないのが、本当は医療なのだと思います。今のサイエンスの限界を、医者が乗り越えていけるかどうか。これはこれからのすごく大きなテーマです。

ところが現実には、現時点で分かっている狭い世界に解答があるという発想を持っている人が多いんです。だから、治療がうまくいかなかったときに訴訟が起きるケースもあります。医療訴訟の問題は現場ではかなり深刻で、医者も積極的な医療がだんだんできなくなっています。

佐藤　誰だって訴訟は怖いですからね。

片岡　もちろん怖いけれども、「ガイドラインがないとできない」ということになると、治療は進まないんです。過去の医療に基づいて出来たガイドラインを改良していくためには、新たなことをやらなければいけないのに、「今の医療が完成形だ」と思っている人が大勢いて、医者は医者で、今ある医療を「はい、これが唯一無二の答えです」とやってしまいがちなんですね。

しかし、それでは進歩がありません。今の日本が停滞しているのと同じことかもしれませんが、そういうジレンマが今の医療現場にはあって、知識が増えていけばいくほど「本当は人間の知恵はまだ不十分である」という現実を忘れてしまいがちになるという問題が起きています。

佐藤　そこにはやはり哲学や宗教、死生観が入らないといけない。

片岡　そこが入らないと答えが出ません。科学による一元的な見方だけではなく、医療と宗教、哲学がうまく融合していけば、社会全体の、病気や死、医療に対する捉え方は変わっていくかもしれません。

佐藤　いずれにしても文系の知恵は必要ですよ。

片岡　そう思います。医者も患者さんも、科学だけでは病気を乗り越えていけません。ただ、それをどう伝えていくのかということはひじょうにむずかしいですね。私は感覚的にやってきただけで、特別に優れた伝え方をしているわけではないんですが、それはすごく大事な問題だといつも思っています。

佐藤　お医者さんのサイドでも患者のサイドでもモヤモヤと思っていることがあって、それはやはり対話の中から共同で解決していかなければいけません。

それから、医療に従事している人たち——たとえば医療事務の人とか、看護師さんとか、あるいは透析の技師さんなど——がみんな医者の論理・患者の論理を完全に知っているのかと言うと、必ずしもそうではありません。医療に携わるすべての人々が共通して全項を持つようになるというところでも、今回の対談が役に立つと嬉しいですね。

あとがきにかえて

ＪＲ西日本を辞めたときから、私はこの社会で、「異質な存在」となった。そんな私に一歩踏み込んで支えてくれた人々がいたおかげで、私は何とか生きてくることができた。思えば、正直、自分ひとりではとても乗り越えられないような山が、山ほどあった半生だった。佐藤優さんには遠く及ばないレベルだが、五十歳を超えたばかりにして、私はすでに「受け入れがたいもの」を色々抱えながら生きている。

医者として、これまで多くの高齢者を診てきただけに、ある意味これから先の人生の厳しさも知ってしまっている。歳《とし》の重《かさ》ねは「受け入れがたいもの」や「病」を増やす。つくづく、「人生なかなか大変だな」と思う。医者の悲しい性だ。

最近、世間は「戦い」の様相だ。「戦いはイガイガそのもの」（209ページ）で、必要悪にもならない「けっして受け入れてはいけないもの」なのだが、二項対立が流行《はや》りの御時世《ごじせい》が「戦い」に拍車をかけている。これからの世界は先行き不透明で、ますます混迷の度合いを増していくように思う。だから私は自分の人生を小括《しょうかつ》することにした。小括してお世話になった人に謝意を述べたい。それがこの企画を引き受けた私の動機だ。

まずは両親と家族。そしてこれまで、この「異質な存在」である私に一歩歩み寄って、私の背を支え高めてくれた方々へ。

中高大予備校時代を過ごした京都の仲間たち、ＪＲ岡山駅・岡山車掌区の諸先輩方と同期・後輩たち、鹿児島大学時代に働かせてもらった「医療法人高治会　内科有馬病院」のスタッフ、介護・リハビリチーム、医学部の勉強仲間たち、柏木英志君、ロシア人留学生のカーチャ、亀田総合病院、東京医科歯科大学 吉田ラボ、竹田綜合病院 透析室・内科外来の皆様、会津の平塚節子さん、東京女子医大の諸先生方と同期、後輩、スタッフの皆様。不完全で異質な私を支えてくださり、本当にありがとうございました。

そして私の「青い話」に優しく耳を傾けてくださり、このような貴重な機会を提供してくださった集英社インターナショナルの佐藤眞様、布川剛様、そして佐藤優様に。貴重な機会を本当にありがとうございました。お三方には心よりお礼を申し上げます。

最後に読者の皆様の健康と世界の平和を祈念して。

二〇二三年四月二十五日

片岡浩史

佐藤優《さとう　まさる》

作家、元外務省主任分析官。1960年、東京都生まれ。同志社大学大学院神学研究科修了後、外務省入省。在英国日本国大使館、在ロシア連邦日本国大使館に勤務した後、本省国際情報局分析第一課において、主任分析官として対ロシア外交の最前線で活躍。2002年、背任と偽計業務妨害容疑で東京地検特捜部に逮捕され、05年に執行猶予付き有罪判決を受ける。09年に最高裁で有罪が確定し、外務省を失職。05年に発表した『国家の罠　外務省のラスプーチンと呼ばれて』で第59回毎日出版文化賞特別賞受賞。2006年に『自壊する帝国』で第5回新潮ドキュメント賞、第38回大宅壮一ノンフィクション賞受賞。

片岡浩史《かたおか　ひろし》

腎臓内科医（東京女子医科大学）。1970年、NY生まれ。京都・洛星高校を卒業後、京大法学部に入学。卒業後はJR西日本で働くが、その現場経験を通じて、医療に携わりたいと思い、退社。鹿児島大学医学部で学ぶ。腎臓内科医として日々患者と向き合う一方で、腎臓病研究者として医学の進展を、社会保険診療報酬請求書審査委員や診療ガイドライン作成委員として日本の「医療の質」の向上を追求・模索している。医学博士。

インターナショナル新書一二四

教養《きょうよう》としての「病《やまい》」

二〇二三年六月一二日　第一刷発行

著　者　佐藤優《さとうまさる》　片岡浩史《かたおかひろし》
発行者　岩瀬　朗
発行所　株式会社　集英社インターナショナル
〒一〇一‐〇〇六四　東京都千代田区神田猿楽町一‐五‐一八
電話　〇三‐五二一一‐二六三〇
発売所　株式会社　集英社
〒一〇一‐八〇五〇　東京都千代田区一ツ橋二‐五‐一〇
電話　〇三‐三二三〇‐六〇八〇(読者係)
〇三‐三二三〇‐六三九三(販売部)書店専用
装　幀　アルビレオ
印刷所　大日本印刷株式会社
製本所　大日本印刷株式会社

ISBN978-4-7976-8124-6　C0240
定価はカバーに表示してあります。

インターナショナル新書

019

ファシズムの正体

佐藤 優

世界各国でファシズムの足音が響き始めている。国民を一つに束ねるファシズムが社会の不安定化を機に台頭してくるのは、近代以降の歴史で何度も繰り返されてきたことだ。その流れに抗するためには「ファシズムの論理」を正確に理解する必要がある。

しかし、日本ではムッソリーニのファシズムとヒトラーのナチズム、そして戦前日本の軍国主義が同一視され、その違いすら理解されていない。佐藤優がファシズムの本質を解説する。

インターナショナル新書

092

死の医学

駒ヶ嶺朋子

脳医学が明らかにした「生と死のボーダーライン」の実相——それは我々の想像を超越する「驚異のメカニズム」だった!!

臨死体験、幽体離脱、狐憑き(憑依現象)、金縛り、死者からの語り掛け……かつては「オカルト現象」とされ、その実在すら否定されていたものさえも、科学の発展で解明されつつある。

読書界を騒然とさせた『怪談に学ぶ脳神経内科』の著者が書き下ろす心身論の最前線。

インターナショナル新書

119
孤独のレッスン
齋藤 孝
中条省平
ほか全17名

日常の中でふと感じる孤独はどこからやってくるのか。孤独に向き合った作家の評論や、冒険や山小屋生活から得た知見など、総勢一七名の著者が贈る、各人各様の孤独論! 孤独を愉しむためのヒントが満載の一冊。

123
カスハラの犯罪心理学
桐生正幸

「店員にキレる客」を誰しも見たことがあるように、カスハラ(悪質なクレーム)は日本で大量発生している。元「科捜研の男」が、豊富な調査実績を基にカスハラを生む心理と社会構造を暴き出す。

125
50歳からの学び直し入門
週刊東洋経済編集部 編

定年消滅時代、今後も長く働き続けることが求められる40~50代。そのために必要なのは、「リスキリング」か「リカレント」か? 『週刊東洋経済』の特集「学び直し全ガイド」(22年10月22日号)を新書化。

126
プーチンの復讐と第三次世界大戦序曲
舛添要一

ロシアのウクライナ侵攻により、核兵器使用の脅威が高まっている。果たして、第三次世界大戦は起こってしまうのか。プーチンという政治家の作法、さらにウクライナ戦争の背景が理解できる決定版の一冊。